腰部康复训练

提升稳定性、灵活性与 缓解疼痛的针对性练习

[英] 布赖恩·里奇（Brian Richey）◎ 著

李 鹏　王艺璇◎译

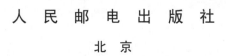

人民邮电出版社

北京

图书在版编目（CIP）数据

腰部康复训练 : 提升稳定性、灵活性与缓解疼痛的针对性练习 / （英）布赖恩·里奇（Brian Richey）著 ; 李鹏，王艺璇译. -- 北京 : 人民邮电出版社，2022.4
ISBN 978-7-115-57980-5

Ⅰ．①腰… Ⅱ．①布… ②李… ③王… Ⅲ．①腰部－康复训练 Ⅳ．①R681.509

中国版本图书馆CIP数据核字(2022)第013910号

版权声明

免责声明

本书内容旨在为大众提供有用的信息。所有材料（包括文本、图形和图像）仅供参考，不能用于对特定疾病或症状的医疗诊断、建议或治疗。所有读者在针对任何一般性或特定的健康问题开始某项锻炼之前，均应向专业的医疗保健机构或医生进行咨询。作者和出版商都已尽可能确保本书技术上的准确性以及合理性，且并不特别推崇任何治疗方法、方案、建议或本书中的其他信息，并特别声明，不会承担由于使用本出版物中的材料而遭受的任何损伤所直接或间接产生的与个人或团体相关的一切责任、损失或风险。

内 容 提 要

本书专为腰部不适的人群打造。

全书分为 3 个部分 11 章。第 1 部分从脊柱的解剖结构讲起，详细讲解了脊柱的稳定性，以及如何自我评估姿势和疼痛。第 2 部分讲述了所有与腰部相关的训练，并且按照训练类型进行了分组。第 3 部分是常见疾病，包含每种特定脊柱疾病的基本知识以及针对每种疾病的特定训练计划。本书提供了针对脊柱稳定性，以及各种强化腰部功能的训练动作，并制订出解决常见腰部问题的全周期训练方案。

本书致力于为久坐、久站人群，康复治疗师及专业运动员和教练提供关于腰部训练的有益指导，帮助他们告别腰痛，健康生活。

- ◆ 著　　　[英] 布赖恩·里奇（Brian Richey）

　　译　　　李　鹏　王艺璇

　　责任编辑　刘日红

　　责任印制　马振武

- ◆ 人民邮电出版社出版发行　　北京市丰台区成寿寺路 11 号

　　邮编　100164　　电子邮件　315@ptpress.com.cn

　　网址　https://www.ptpress.com.cn

　　北京天宇星印刷厂印刷

- ◆ 开本：700×1000　1/16

　　印张：15.25　　　　　　　　　2022 年 4 月第 1 版

　　字数：254 千字　　　　　　　2025 年 4 月北京第 20 次印刷

　　著作权合同登记号　图字：01-2021-2783 号

定价：118.00 元

读者服务热线：(010)81055296　印装质量热线：(010)81055316
反盗版热线：(010)81055315

资源与支持

配套服务

扫描下方二维码添加企业微信：

1．即刻领取本书延伸资源。

2．加入体育爱好者交流群。

3．不定期获取更多图书、课程、讲座等知识服务产品信息，以及参与直播互动、在线答疑和与专业导师直接对话的机会。

关于"人邮体育"

　　"人邮体育"为人民邮电出版社旗下品牌，立足于服务体育产业、传播科学知识，与国家体育总局体育科学研究所、美国国家运动医学学会、Human Kinetics等众多国内外领先的行业机构、出版机构建立了广泛的内容合作和市场合作。出版领域覆盖大众健身、青少年体育、专业体能、运动专项、武术格斗，以及益智、棋牌等其他休闲活动，致力于为广大运动爱好者及体育产业从业人员提供丰富多样的全媒体知识服务产品。

与我们联系

　　我们的联系邮箱是 rysport@ptpress.com.cn。

　　如果您对本书有任何疑问或建议，欢迎您发送邮件给我们，并请在邮件标题中注明本书书名以及ISBN，以便我们更好地为您服务。

目录

序

“TINSTAAFEL。”

在上课的第一天，七年级科学教室的侧面黑板上用粗糙的白色粉笔写着这个单词。韦弗（Weaver）先生先做自我介绍，然后告诉我们，他期望在那一年我们能够学到什么。所有人都不停地打量黑板上的单词。TINSTAAFEL，这个单词是什么意思呢？我们应该知道这个单词的含义吗？这个单词是对我们的一种测试吗？我们的好奇心开始泛滥。最后，有人勇敢地提问这个词是什么意思。韦弗先生微笑着告诉我们，他一直在等待我们问出这个问题。他回答说：“如果你们牢记我在课堂上讲述的内容，就应该知道这个词的含义。它代表着 ‘There is no such thing as a free lunch（天下没有免费的午餐）’。”这句话的缩写就是TINSTAAFEL。对初中生来说，这是至关重要的一课，他们正处于步入成年的路上，还什么都不了解，当有人向他们介绍这些知识时，他们就会牢牢记住，永生难忘。韦弗先生教给了我很多东西，不仅仅是科学。他是一位出色的老师，能够让科学课充满乐趣，并讲述一些故事来吸引学生。我对TINSTAAFEL这个词的理解是：在这一生中，如果你想要获得什么，就得为之付出努力。他说过的话，以及他的教学天赋，让我一直铭记于心。

多年来，我一直在为各个层次的学生讲授高级解剖学和生理学知识，包括刚刚开始职业生涯的学生，或者已经从事健身行业数十年的学生。我的重点一直放在这些知识和对它们的描述上面，我想让每个人都能理解它们，而又不违背事实。因为当简化一个知识点时，老师们往往会以居高临下的姿态对学生们高谈阔论，或者为了避免让学生们难以理解而讲得太宽泛，以至于忽略了知识的要点。我相信，一位优秀的老师可以为每个人教授同样的知识和技能，让那些可能没有那么多经验的人提升到较为专业的水平，同时介绍一些通常教授给高年级学生的知识。不过在授课过程中只陈述事实是非常枯燥乏味的。我们中有很多人都期待某个领域的专家、一位受人尊敬的讲师来授课，但需要提醒的是，拥有专业知识并不意味着拥有良好的教学技巧。如果老师的课沉闷、乏味，就很容易让听课的人陷入恍惚的状态。知识就在那里，而教学远比知识更为重要：真正的老师需要具备沟通和娱乐的能力。

　　我的目标是将知识传递（向学生提问，而不是灌输知识）与引人入胜的言辞相结合，也正是这些言辞使得韦弗先生的课变得如此令人难忘。我的好朋友诺拉（Nora）将这种教学方式称为"信息娱乐"。它完美地融合了30%的知识信息、10%的激情、10%的故事讲述以及50%的有趣沟通。以学生能够理解的方式传播知识（不仅要让学生易于消化所学到的知识，还要让学生觉得有趣）需要有冒险精神，并坦然面对一个弱点，即让学生能够在个人层面上与你沟通，并愿意承担风险。这并不容易，我花了很长时间培养自己的教学风格，才做到了这一点。

　　我在一个国际健身大会上做完演讲后，一位女士走过来对我说了两件重要的事情。她说曾从我的课"三维解剖学：常见的脊柱疾病（Anatomy in Three Dimensions:Common Spinal Conditions）"中学到不少知识。她提到，我的教学风格让人很容易理解听到的内容，而不仅仅是在灌输知识，她在这门课上学到的东西可能比在其他任何脊柱课上学到的都要多。令我感动的是，她花了一些时间来表达她从课堂上学到了多少知识，并且很高兴听到我成功采用这种方式传授知识。自从我开始教书以来，我从许多学生那里听到了同样的话，这些话每次都在提醒我，我在与学生的沟通方面付出的努力。这些话鼓舞了我，让我继续努力寻找新的方式来接触那些听过我的课的人。

　　但是，过分注重乐趣也会导致对学习缺乏足够重视。我称呼我的高中历史老师为"拉达尔（Radar）"，因为他长得太像《野战医院》中扮演拉达尔·奥赖利（Radar O'Reilly）的演员加里·伯格霍夫（Gary Burghoff）了，这一角色让我们笑破了肚皮。这位历史老师的课很有趣，但似乎有些过于有趣了。在他任教的第一年的第一季度，我们每个人的历史都不及格。在我们看来，他的课更像是一场表演。我们被他的故事和笑话深深吸引，以至于懒得花心思去学习那些知识。拉达尔老师与我们进行了一次我永远不会忘记的谈话。他告诉我们，如果所有人下个季度都没有拿到A，那么我们都将不及格。我们找到了既能从他身上学习知识，又能获得乐趣的方法。这让我懂得了教学内容和教学风格同等重要，你不能忽略其中之一，否则会得不偿失。

　　在我的学习生涯中，曾经遇到过一些出色的老师，他们对我产生了深远的影响，造就了今天的我，塑造了我的人格，使我成为一名导师。我的母亲加布丽埃勒（Gabrielle）曾带我参加过一些健身游戏，并教我如何从不同于其他人的角度看待自己的身体，以及如何相信自己的直觉。我的父亲鲍勃（Bob）教会了我讲故事的艺术：如何通过讲故事来阐明你的观点，并吸引人们。我的继父亚历克斯（Alex）对我很有耐心，他教会了我在做出回应和采取行动之前要先学会倾听。迈克·琼斯（Mike Jones）医生教会了我做医学运动，并带领我走上了今天的道路。我的大学教授们不断向我灌输这样的思想：即使终点似乎遥不可及，也要坚持走下去。我的朋友、导师，也是我的孪生姐妹诺拉·圣约翰（Nora St. John）认为我与她是平等的。她不断挑战我，鼓励我成为更好的老师。最后，我的妻子利娅，还有我们的孩子杰克和扎克，教会了我要通过自己的努力来获得自信。他们照亮了我回家的路。

我站在巨人的肩膀上。我不是一个白手起家的人，今天我所取得的成就，是我所有的老师和教过的所有学生共同造就的。在我上的每一堂课上，我都会学到一些能够塑造自己的东西，为此我感到非常幸运，也非常感激。我很荣幸能成为一名老师，我希望能够给学生留下深刻的印象，让他们在人生旅途中坚持不懈。如果他们能够记得我不仅是所在领域的专家，而且是一位帮助过他们成长的出色老师，还给他们上过一堂印象深刻的课，就像TINSTAAFEL给我留下的印象一样，那将是我最大的荣幸。

我希望本书的每一部分内容都能体现出我努力培养的这种教学风格。本书包含大量的实际案例和解剖学知识，但以一种能让人产生阅读乐趣和共鸣的方式呈现给大家。无论你是一位经验丰富的健身爱好者，还是一个对身体一无所知并声称对运动过敏的人，我都希望你能从这本书中学到一些东西。通过阅读这本书，你将会知道你的腰部到底发生了什么，以及如何通过锻炼来管理它。

你还记得下课后跟我谈话的那位女士吗？你知道我是怎么记下她说的两件事的吗？第二件事实际上是一个提问，她问我："你有没有想过写本书？"

致谢

    非常感激我在创作本书的过程中得到的大力支持和帮助。我想对以下的人和公司说一声非常感谢。

    感谢诺拉·圣约翰（Nora St. John）和Balanced Body公司，感谢你们像家人一样欢迎我，并支持我的创意和努力。你们为我点亮了一盏耀眼的指路明灯，我希望永远不会辜负你们的期望。

    感谢梅甘·温特兰（Megan Wentland），她是一位剧本编辑，一位杰出的语言大师。有一个能理解你的想法并能帮助你以书面形式将它表达出来的人，这一点非常重要，她就是这样的人。

    最后，我要感谢过去与我合作过的每一个客户和学生。虽然学校里学习的学术知识为我奠定了基础，但正是那些实践经验使我有了今天的成就。

前言

在互联网时代，我们身处一个人们相信点击几下鼠标就能进行自我诊断，阅读一本书或浏览一个网站就能进行自我治疗的社会。我理解这种行为，当书店里或网上就有答案时，谁还愿意花费时间和金钱去看医生呢？但本书不是那样的书籍。在咨询医生之后，本书才能为你提供帮助。人体的许多部位都与脊柱相连，如果你试图进行自我诊断或自我治疗，可能会对自身的健康造成损害，这是一种不负责任的行为。本书不能用来代替医学治疗，如果你感到疼痛，那么你要做的第一件事就是预约医生并进行诊断。但本书能够帮助你了解可能的诊断和治疗方法，因为我的目标是让你了解自己的医疗状况，指导你进行有助于管理身体状况的锻炼。一旦有了诊断结果和治疗计划，你就可以使用本书中的指南和锻炼来增强和保持健康。

如何使用本书

"活动更好，站得更高，无运动疼痛。"

这是我的运动工作室的使命，也是我为每个客户制订训练计划时的座右铭。多年来，我发现快乐和疼痛像是同一枚硬币的两个对立面，两者都具备非常强大的动力。西格蒙德·弗洛伊德（Sigmund Freud）在其论文 *Beyond the Pleasure Principle* 中指出，即使是短暂而轻微的疼痛，人们往往也会竭尽全力去避免。虽然弗洛伊德谈论的主要是心理问题，但我在实践中发现，当客户处理身体上的疼痛时，往往也会反映出这种情况。我相信，这种痛苦可能正是让你选择本书的原因。你可能已经受够了这种痛苦，准备管控腰部疼痛，而不是为它所困。管控疼痛确实对你是有好处的！

我知道人们很难面对疼痛。多年来，我每天都生活在因肥胖引起的腰部疼痛中，它始于我的儿童和青年时期。我的体重一度超过400磅（约为181千克）。这样的体重损坏了我的部分脊柱，使我非常痛苦。即使在减肥之后，我仍然每天都感到疼痛，因为损伤已经产生了，它不会奇迹般地自行恢复。我咨询了许多医生和物理治疗师，试图寻找一种快速的治疗方法或有效的药物，但没人能提供我一直寻找的答案。后来我意识到，我试图让别人来修复自己。我希望他们能够奇迹般地完成这项工作，同时我能从中获益。这种想法行不通。我必须运用自己掌握的知识，努力解决自己的问题。

我的大部分时间都在和身处疼痛的客户打交道。作为专门从事医学运动的私人教练，我有能力帮助其他人通过运动来管理他们的身体状况。我可以鼓励他们为缓解疼痛而努力。但我意识到似乎连我自己都无法做到。那么后面发生了什么？很多事情改变了我，但首先发生变化的是我的态度。我仔细审视自己，问自己到底有多努力，然后我意识到，我并没有尽自己所能。我用经常对客户说的话提醒自己，做任何事都可以归结为这句话："你到底有多想要它？"如果你想看到变化，你必须非常想要它，然后不惜一切代价去实现它。

所以，我做出了改变。我非常努力地锻炼，然后我变得更强壮了，疼痛也很快减轻了，不久后疼痛就消失了。最初只有几天没有疼痛，而后没有疼痛的时间越来越长，并且不再有其他不适。当然，疼痛会时不时地溜回来，但从未像以前那样严重过。当疼痛回来时，我知道自己需要重新开始非常有效的锻炼，因而每次我都能很快恢复。我发现，当我努力锻炼的时候，疼痛复发得没那么剧烈，频率也更低，持续时间也变得更短。这也就是我对你的期望。

在本书中，你会找到控制腰痛（LBP）的方法，但你无法找到任何秘诀或速成的解决方法：正如我之前解释的那样，秘诀在于你对保持身体健康的选择。我的目标是让你掌握控制腰痛所需的知识和技能，帮助你回归正常的生活，而不是让疼痛妨碍你的生活。但你必须进行锻炼，仅仅买书是无济于事的。你必须进行改变，并投入时间和精力。

本书分成3个部分：脊柱单元、训练和常见疾病。

第1部分"脊柱单元"非常重要。第1章"脊柱解剖结构"为你提供了理解本书后面所有内容的基础知识。如果你不了解脊柱的解剖结构，就很难了解特定的脊柱状况，这可能会让你在阅读本书其他内容时感到沮丧。不要试图跳过这些知识，学习它们可以帮助你做好准备工作。这一部分还包括第2章"脊柱稳定性训练"和第3章"自我评估"。第2章解释了如何维持和增强脊柱的稳定性，第3章教你如何评估疼痛和你的姿势。

第2部分"训练"讲述了所有与腰部相关的训练。这些训练按照类型进行了分组：第4章介绍了仰卧和俯卧运动，第5章介绍了四肢跪姿、坐姿运动和站立运动，第6章介绍了灵活性和柔韧性训练。需要注意的是，这些训练并非适合所有的脊柱疾病，甚至其中有些训练在某些情况下是忌用的。这就是了解适用于你的特殊情况的解剖学和病理学知识如此重要的原因。如果在不知道哪种训练最适合自己的情况下就开始训练，那么你不仅是在浪费时间，而且可能有严重受伤的风险。我建议你先通读这一章的内容，了解这些训练是如何相互依存的，训练时不要在任何特定训练系列上犹豫或死板遵循。你可以在阅读了与你的具体情况相关的内容后，再回到本章。在了解这些训练将如何帮助你改善健康状况后，它们将会变得更有意义。

第3部分"常见疾病"将所有内容结合在了一起。这一部分内容包括每种特定脊柱疾病的定义、症状和禁忌，以及针对每种疾病的特定训练计划等。除非你有兴趣学习更多关于腰部生理学和病理学的知识，否则无须阅读本部分的所有内容。这一部分旨在让你轻松找到与自己的病情相对应的内容并阅读。你会发现，每种训练都有数月的训练时间。你应从第一个月开始完成训练计划，并随着你变得更强，循序渐进地达成你的目标。

如何阅读本书

以下是我认为阅读本书的最佳方式：从第1部分开始了解脊柱的解剖结构、脊柱的稳定性，以及如何评估你的姿势和疼痛。然后略读（甚至跳过）第2部分，直接阅读第3部分中关于你的脊柱疾病的内容——甚至可以读两遍。根据自己的脊柱疾病制订训练计划后，再回到第2部分，查找并突出标记你打算在第一个月进行的训练，然后学习这些训练方法。当你完成了第一个月的训练并准备进入第二个月的训练时，继续在第2部分中学习新的训练方法，然后继续进行训练。

这是充分利用本书最有效的方法。在进行训练的时候，理想情况下，你会感到自己变得更强壮，不适感逐渐减少，许多客户会在几周内开始感觉疼痛缓解。但重要的是，即使你感觉好些，甚至没有疼痛感了，也要继续完成整个周期的训练。你会变得更强壮，但这个成果并不会在短时间内达到。把它设想成国际象棋，而不是跳棋——你在进行一场持久战。你需要的是长期的强壮，而不是短期的。如果你相信这个计划，那么它就能帮助你实现目标。

　　本书将指导你迈向更活跃的生活、更健康的日子和更高的生活品质。当你翻开下一页时，你将为没有疼痛的未来迈出重要的一步。

第1部分

脊柱单元

"我的腰痛，我该怎么办？"这是一位客户最近通过电子邮件发给我的信息。该客户不在家，也没有常用的腰痛治疗方法，希望我对缓解疼痛提供一些建议。在我的职业生涯中，我已经记不清有多少次通过电子邮件或电话收到类似的问题了。我多么希望能够给她一个简单的、一句话就能说明白的答案，这样就可以快速、轻松地解决她的问题，可惜没有。每个人的腰部问题都是独特的，所以没有一种适合所有人的治疗方法。当然，我们所有人的身体结构都大致相同，但我们应如何使用它呢？错误地使用这种结构是导致各种并发症的原因之一。而唯一的补救办法是时间、耐心和用心锻炼。本书的第1部分将帮助你了解相关内容。解剖学是首先要了解的内容。如果我们没有清楚地了解身体是如何相互配合和相互作用的，就不可能真正了解各种训练将如何进行以及为什么对我们有所帮助。解剖学知识是构建进一步学习的基础。你由解剖学知识得出的个人诊断（或病理）决定了你的训练选择过程：你将根据个人诊断制订一个稳定和增强腰部的训练计划。

第1章将介绍脊柱解剖学的相关知识——根据诊断，了解脊柱出现的问题以及与问题相关的基本信息。第2章将介绍脊柱稳定性的概念，以及为什么脊柱稳定性对帮助你增强腰部如此重要。第3章将介绍自我评估的方法，让你学会识别病情的基本信息，以便确切地知道从哪里开始着手，这会为你提供一些衡量训练进展情况的视角。

这些内容将会成为你学习如何管理腰痛的第一步。每一章都将为你提供必要的信息，以帮助你了解后面部分中所选训练背后的原因。本书的目标是为你提供一些工具和指导，以控制你的疼痛，并通过稍后制订的训练来管理它。一旦了解了自己的具体病情，你就可以在日常生活中做出更好的选择来防止腰痛。通过阅读这些内容，你可以掌控自己的疼痛，尽量不让其影响你的生活。

脊柱解剖结构

人体常被比作一台机器。实际上，它通常被称为完美的机器。想想吧，对于我们要求执行的操作，它既十分复杂，又非常具有弹性。然而，就像任何机器一样，磨损也会对它造成巨大的损害。无论是进行体育锻炼还是日常活动，你的身体关节都需要执行成千上万次类似的动作。无论你是跑出了惊人里程的跑步者，还是在球场上不断摔倒和冲刺的网球运动员，或是在每一轮比赛中朝同一方向挥杆数百次（算上练习击打次数）的高尔夫球手，磨损对你的脚踝、膝盖、臀部、肩膀，尤其是脊柱关节的影响都非常巨大。这些关节能够维持这么长时间的正常运作是很了不起的。

但就像大多数机器一样，人体也有可能随着时间的推移而损毁。我的运动生理学教授罗纳德·赫茨勒（Ronald Hetzler）博士曾对我们的班级说过，我们的身体有70年的有限保修期。虽然这种说法有点儿过于简单，但也十分恰当。我们的关节是由结缔组织组成的，包括肌腱、韧带和软骨，它们会随着时间的推移而损耗（尽管非常缓慢）。由于身体的遗传因素或活动水平，有些人比其他人损坏得更快。我们需要尽一切努力减缓这一过程，并最大限度地降低大自然的影响。

脊柱是我们身体这台机器最直接的支撑骨，而且可能是身体中最复杂的一系列关节。在本章中，我们将深入研究脊柱，尤其是腰椎部分。我们不仅会讨论肌肉组织，还会讨论构成这种非凡结构的其他结缔组织。

　　我知道，并非每个人都想深入研究脊柱的解剖结构、生理学和运动学。我经常听到"告诉我该做什么，然后让我去做"这句话，但让我给你些建议，让你好好想想。我在本书后面部分建议的训练对于增强核心力量和稳定性非常重要，而了解这些训练背后的原因也很重要。如果你了解为什么要进行这些训练，那么你更有可能实际进行这些训练，并正确进行训练。我知道，我的私人教练经常让我提出的"为什么"搞得有点抓狂。因为我经常在私人教练带客户训练的时候走到他们身后低声问"为什么"而"臭名昭著"。在听到这个词的时候，他们知道，我想让他们说明，为什么为特定客户选择了特定的训练。实际上，你进行的任何训练都必须有一个理由，否则你就是在浪费时间和金钱。

　　因此，对于那些想要真正理解为什么要进行这些训练的人，请继续阅读下去。对于那些比较急躁的人，请跳转到有关特定病理或损伤以及相应训练的部分。但是请记住，当你准备就绪时，前面这些内容仍在等着你。好了，让我们开始吧。

脊柱解剖结构

　　首先，让我们讨论一下脊柱的重要性：它的作用是什么，为什么需要它？脊柱对身体的有效运动至关重要。它有助于整合躯干、骨盆和肩带之间的活动。没有健康、能自由活动的脊柱，身体的运动能力就会非常有限。你仅使用手臂而不使用全身来投球或挥动球棒将是非常无力的。信不信由你，你所做的大多数动作都涉及整个身体。无论是赶公交车、接孩子、将衣物放进烘干机，还是从洗碗机中将碗拿出，你都在使用整个身体。对所有这些运动而言，健康、有效的脊柱都至关重要。

　　脊柱的另一个重要作用是为脊柱和神经系统提供保护。脊柱的骨头包围着脊椎，为其提供盔甲，保护其免受损伤。它也为我们的神经系统提供了系统结构，让我们的神经根从脊柱出发，到达身体的每个肌肉和器官。这种结构创建了一个网络主机，所有电线（神经）都从该网络主机向外分支。

骨骼

　　脊柱由5个截然不同的部分组成（参见图1.1）。从顶部开始往下，我们的颈椎由7块骨头组成，胸椎由12块骨头组成，腰椎由5块骨头组成，骶骨由5块融合椎骨组成，最后是尾骨，由3～5块小骨头组成。每个部分都有针对其功能设计的特定结构，每个区域都有自己的曲度。颈椎区域向内弯曲（前凸），胸椎区域向外弯曲（后凸），腰椎区域向内弯曲（前凸），骶骨区域向外弯曲（后凸）。这些曲度使脊柱能够承受压力并吸收外力。

颈椎

颈椎区域（颈部）由最小的椎体组成，旨在最大限度地进行活动。转动一下你的头和脖子，你就会明白我的意思。转动颈椎，前后倾斜，左右倾斜，你会发现你的脖子可以向许多不同的方向运动。不像有些动物的眼睛长在头的两侧，我们的眼睛只长在头的一侧。这会为我们提供极佳的深度感知，却限制了我们的视野。但我们的脖子能够转动，使视线能够覆盖

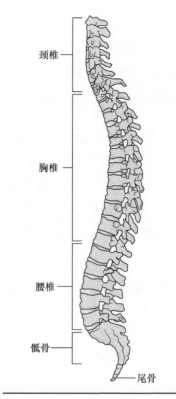

图1.1　脊柱的5个部分：颈椎、胸椎、腰椎、骶骨和尾骨

270度的范围，这有助于我们的祖先抵御敌人和掠食者，还有助于狩猎和侦察。颈椎的这种灵活性为我们带来了巨大的视觉优势，但也带来了一个固有弱点。颈椎区域的许多损伤是由关节炎、肌肉拉伤和骨折引起的。与脊柱下方的其他部分相比，这些椎体相对较小，这一点在观察椎体的主体或前部时很明显。这是椎体的圆形部分承受了上方所有其他结构的重量。因为它靠近脊柱的顶部，因此支撑的重量不如其下方区域大。你还可以在关节表面，骨头相互滑动并允许肌肉附着的后部区域中看到它，这部分更小，看起来更加脆弱。它们的形状和大小可以使脊柱的颈部区域进行最大限度的运动。

胸椎

胸椎的椎体包括上背部。沿着脊柱向下，椎体会发生变化，椎体的前部（主体）因需要支撑越来越大的重量而变大。棘突（后部向外突出的那部分骨头）开

始指向下，而不是向外。胸椎与关节面（接合面）的方向结合，从而可以进行屈曲、左右移动和有限的伸展。要注意的重要一点是，它还可以让躯干进行范围更大的旋转。事实上，发生在躯干中的大部分旋转来自胸椎，而不是来自腰椎（腰部）。

腰椎

沿着脊柱往下，我们就来到了腰椎区域。由于腰部是人体最容易受伤的部位之一，所以我们会非常详细地介绍这个区域。

腰椎包含脊柱中最大的椎体，因为它承受着最大的重量，对整个身体的力量和稳定性有很大的贡献。稳定性在这个区域非常重要。虽然腰椎能够进行大范围的屈曲、伸展和左右活动，但它不能进行范围很大的旋转。实际上，每个腰椎节段只能旋转1～2度，因此整个腰椎只能旋转5～10度，旋转角度不是很大。胸椎是帮助躯干实现旋转的主要部分。胸部旋转和臀部旋转看起来像腰部在旋转，但旋转运动实际上发生在腰部区域的上方和下方。因此，当你挥动高尔夫球杆或网球拍时，应该集中精力在臀部和肩膀的转动上，而不是腰部的转动。强迫腰椎过度旋转会导致它受伤和疼痛。

腰痛：你知道吗？

以下是关于腰痛的一些事实。

- 腰痛是世界范围内导致残疾的主要原因。[1]
- 腰痛每年造成2.64亿个工作日的缺勤。[2]
- 据估计，将近80%的人在生活中都会遭受腰痛的困扰。[3]
- 我们的医疗保健系统每年在腰痛上的花费超过了500亿美元。如果算上误工和工资损失，这个数字将超过1000亿美元。[4]

骶骨

骶骨位于腰椎下方，由5块融合椎骨组成。它实际上是凹形的（后凸），起着连接脊柱和骨盆（髋）的作用。骶骨与髂骨相交的点称为骶髂关节（SI关节），这个区域偶尔会出现一些功能障碍。虽然骶骨位于骨盆的两块骨头之间，就像是拱门上的拱顶石，但有时这种贴合并不如其应有的那样贴切。使用骶髂关节时，可能会拉长骶髂（SI）韧带，导致比预期更大的活动度。太少或太多的活动度都可能导致骶髂关节不稳定，进而导致功能障碍和疼痛。这可能表现为坐骨神经疼痛、麻木、刺痛或向下放射性疼痛，严重程度可能从轻微不适到完全丧失能力不等。这表明肌肉处于失衡状态，无论是一块肌肉太紧绷而其相应的肌肉太松弛，还是一块肌肉太强而其相应的肌肉太弱，都可能导致关节错位，从而导致错误的活动模式，如果不加以处理，则会造成持久的问题。例如，梨状肌从髋部附着到骶骨，如果其一侧绷得太紧，另一侧拉伸超过其正常长度，骶骨就会向一侧倾斜。我们可以将整个脊柱视为一个链条，骶骨的移位会导致整个脊柱的移位。

尾骨

尾骨由脊柱最底部的3～5块骨头组成。在尾骨受损伤之前，很少有人会注意到它。损伤通常是由外伤引起的，例如跌倒或被东西撞击。不幸的是，尾骨骨折会导致长期的疼痛，应由医生或物理治疗师进行治疗。

椎间盘

我们必须先讨论脊柱的另一个非常重要的结构——椎间盘，然后才能继续后面的讨论。椎间盘是一种令人惊奇的结构，同时也可能是一个令人疼痛的结构。

椎间盘由两个区域组成（参见图1.2）。就像果冻甜甜圈外面是油酥皮，里面是果冻一样，椎间盘也分为外部和内部两个部分。外部称为纤维环，由纤维软骨组成，纤维软骨是非常坚韧的结缔组织。它必须非常坚韧。想想你的脊柱每天要进行多少活动，然后再考虑到你的年龄。想想所有你参加过的运动项目，以及所有你认为理所当然的活动、扭转和屈曲动作。坚硬的纤维环是用来控制压力的，换句话说就是用来减震的。它真的很

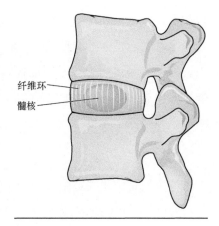

纤维环

髓核

图1.2 椎间盘

擅长减震，直到被损坏为止。纤维环由7～18层交替排列的纤维软骨组成：一层纤维软骨可能是水平的，下一层可能是沿对角线方向的，而再下一层可能是垂直的，以此类推。这使椎间盘具有较高的强度和较好的弹性。如果所有的纤维软骨都沿着一个方向伸展，椎间盘在处理某些力时就会很强，而在处理其他力时就会很弱。就像汽车上的轮胎一样，轮胎中嵌入的许多层钢带使轮胎可以在转弯时移动和弯曲，同时让轮胎非常坚固。同样，椎间盘不仅要能够承受压力，还必须能够抵抗、支撑和限制屈曲与旋转。纤维环的这些纤维软骨层使其能够将力量分配到椎体上，并保护、滋养椎间盘的椎体终板。

　　椎间盘的中心被称为髓核，相当于甜甜圈中的果冻。它是一种凝胶状结构的组织，主要由水构成，可提供减震功能。当力作用于椎间盘（果冻甜甜圈）时，髓核的运动取决于力的性质和方向。当对椎间盘施加压力，使果冻甜甜圈变平时，髓核就会均匀地全方位向外挤压。如果力只作用于椎间盘后部（例如腰部拱起），那么髓核将向前移动；如果力作用于椎间盘前部（例如躯体向前弯曲），那么髓核就会向后推。当我们讨论椎间盘突出和膨出时，这变得非常重要，因为髓核会推动它穿过纤维环并引起麻烦。

肌肉

　　我们已经讨论了骨骼，它是脊柱的框架，现在我们还必须讨论对齐脊柱的肌肉。我们可以将这些肌肉视为支撑机制，它们保持脊柱对齐，使其安全活动并恢复到原来的位置。你的身体由两组肌肉组成：运动肌和稳定肌。运动肌是"镜像肌肉"——当你照镜子时在镜子里看到的肌肉。这些肌肉能够产生很大的扭矩，这意味着它们是你的能量肌肉。借助 II 型肌纤维具有的优势，它们能迅速产生张力，使力量超过耐力。它们很容易疲劳，在较高的阻力下能够提供更高的效率。稳定肌位于身体深处，通常你无法从外部看到这些肌肉。下面让我们更仔细地查看每一组肌肉。

脊柱稳定肌肉

　　稳定肌是位于关节附近的小肌肉，可以稳定关节。它们主要由慢肌纤维组成（少数除外），虽然无法提供很大的力量，但具有良好的持久性。它们负责姿势的完成，通常被称为"姿势肌"，这意味着它们可以使关节保持正确的对齐状态，从而使关节能够按照设计的方式活动。这些肌肉在抗阻较低的情况下效率更好。如果你使用了太多的抗阻，较大的运动肌肉就会试图"淘汰"较小的稳定肌肉，从而使你绕过对这些极其重要、经常被遗忘的稳定肌肉的训练。[6,7,8]

快肌和慢肌

快肌可以迅速被激活，并产生很大的力量，但是产生这种力量的代价是它们很容易疲劳。这些肌肉很快就会耗尽能量（氧气），所以它们不是用来增强耐力的，而是用来增强力量的。它们是你可以在镜子里看到的较大的肌肉。例如，短跑运动员尤塞恩·博尔特（Usain Bolt）的下半身肌肉就很发达。你可能会认为他是世界上跑得最快的人，但你不要指望他去跑马拉松，因为他的肌肉是专为快速爆发的速度和力量而打造的。

慢肌是耐力纤维，它们不会产生那么多的力量，但是收缩的时间更长，能够重复的次数也更多。稳定肌肉就属于这一类肌肉。还有一些中间纤维，这些纤维的性质取决于你主要训练的是耐力还是力量，它们同时具有快肌或慢肌纤维的特性。

当谈到腰部时，大多数人会想到在脊柱两侧可以看到的肌肉。将手放在腰椎的两侧，你首先会感觉到一个低谷，然后感觉到一块大肌肉。这实际上是一组肌肉，被称为竖脊肌，即脊柱的运动肌肉。当你接受按摩时，这些肌肉会让你感觉良好。它们通常非常紧实，会限制你的活动范围。

但是，这些肌肉并不是我们现在要讨论的肌肉。

将指尖移动到脊柱和竖脊肌之间的山谷（参见图1.3a），现在你已经找到了脊柱稳定肌肉。站起身来，再次找到脊柱上的那个山谷（参见图1.3b），身体稍微向前倾斜，直到感觉该空间向上隆起为止（参见图1.3c）。那种感觉就是你的脊柱稳定肌被激活了。脊柱两侧的稳定肌肉是否可以同时被激活？如果不能同时被激活，则说明你的脊柱稳定肌可能存在一些功能障碍。这一向前倾斜的动作将在训练部分重新介绍，我将解释如何让它们同时被激活。

脊柱稳定肌是脊柱最重要的肌肉，这些肌肉离脊柱最近。实际上，它们就附着在脊柱上，通过运动使脊柱连接在一起。这些肌肉具有多重功能，既要允许活动，又要限制活动。它们控制着脊柱允许的活动量，同时可以帮助较大的肌肉进行特定范围的运动。

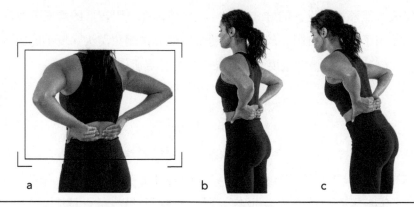

图1.3 查找和评估你的脊柱稳定肌肉

　　受一定的结构和生物力学规律限制，脊柱的活动范围是有限的。例如，椎间盘只能在有限范围内移动才不会对其自身造成损害。其他骨骼也受到限制，活动范围过大会导致其自身损伤。脊柱稳定肌肉负责限制这些活动，还负责将骨骼恢复到原始位置。就像打开门后会使门关上的弹簧一样，这些肌肉会将脊柱恢复到正确的位置。脊柱稳定肌肉由4种不同的肌肉组成：棘间肌、横突间肌、回旋肌和多裂肌（参见图1.4）。这些肌肉共同作用，形成了一个相互连接的网状结构，将一个椎体连接到另一个椎体，同时允许其进行一些活动。

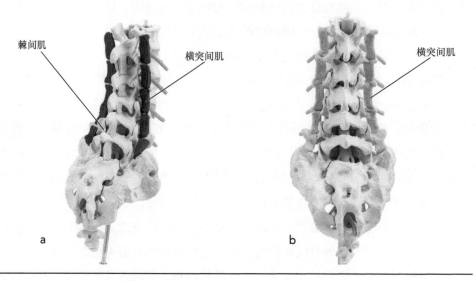

图1.4 脊柱稳定肌肉：(a) 棘间肌，(b) 横突间肌

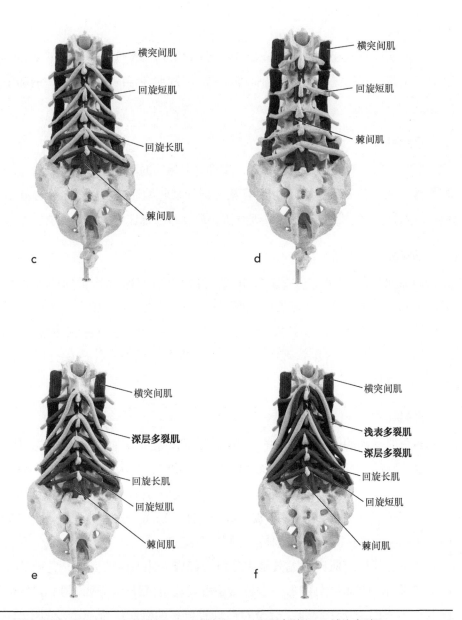

图1.4 （续）脊柱稳定肌肉：(c) 回旋长肌，(d) 回旋短肌，(e) 深层多裂肌，(f) 浅表多裂肌

棘间肌

最深层的脊柱稳定肌是棘间肌（参见图1.4a）。该肌肉连接上下相邻的两个棘突，主要出现在脊柱的颈椎和腰椎区域。棘间肌激活时，有助于伸展和稳定脊柱。

横突间肌

横突间肌成对分布于脊柱两侧，连接上下相邻的两个横突，主要分布于颈椎和腰椎区域（参见图1.4b）。当两侧横突间肌都收缩时，可以稳定脊柱并帮助其伸展。如果只有一侧的横突间肌被激活，则有助于脊柱侧面弯曲（侧屈）。

回旋肌

回旋肌由长肌和短肌两部分组成，这意味着有回旋长肌和回旋短肌（参见图1.4c和图1.4d）。回旋肌从上椎体的棘突（L1）连接到下两个椎体的横突（L2和L3）。回旋肌看起来像一个宽的字母A。回旋肌在胸椎中最为突出，一些文献显示在腰椎中也发现了它。回旋肌的作用是为脊柱提供支撑，并协助其伸展和旋转。

多裂肌

多裂肌受到的关注是最多的。当人们提到脊柱稳定肌肉时，经常会提到它。这很容易理解：多裂肌在脊柱稳定肌肉中表面积最大，这意味着它最容易被看到，也最容易被研究。像回旋肌一样，多裂肌始于椎体的棘突（L1），并向下延伸二、三、四节（L3、L4和L5）。多裂肌从第二颈椎（C2）一直延伸到骶骨。它是主要的稳定肌肉，也有助于脊柱的伸展、侧屈和旋转。

所有脊柱稳定肌肉，尤其是多裂肌，都能支持人体的姿势，它们具有大量的慢肌纤维，但多裂肌的另一个特点是由大量快肌纤维组成。[5]图1.4e展示了跨越两个节段的深层多裂肌，假定它们具有更多的慢肌纤维和更少的快肌纤维。图1.4f跨越了3个节段的更浅层部分，并被认为具有更多的快肌纤维。慢肌纤维可以帮助你长时间保持某个姿势，并帮你在日常活动中保持和恢复正确的脊柱位置。没有这些肌肉，脊柱就会变得非常脆弱，受伤的风险也会更大。快肌纤维是自动纤维，负责快速地设置和重置脊柱位置。你可以将其视为一种让脊柱保持对齐的安全机制，就像汽车的方向盘一样，当你转弯后放开方向盘，它基本上会回到原始位置。现在想象一下，几乎眨眼之间，信号就能从大脑传送到肌肉，这样当你在做一些运动时，无论速度如何，脊柱都能保持正确的支撑和对齐状态。当这一机制出现功能障碍，肌肉无法激活或激活太慢时，你就会出现问题。

我父亲可以提供一个关于这种机制出现功能障碍的案例。在穿过一个停车场时，他的肩膀不小心撞到了一辆SUV的后视镜上。他的身体突然转了过来，他的背部发生了痉挛。如果他的脊柱完全健康，脊柱就会旋转，不会产生任何不良影响。然而，这些快肌纤维有时会忘记自己的本职工作。它们的反应速度变慢，更像是在缓慢收缩。这些肌肉不是没有激活来保护脊柱免受突然旋转的伤害，而是激活的时间晚了，我父亲的脊柱在收缩时错位，导致了痉挛。他的脊柱本来就有一些问题，多年来一直没有去诊断，这就成了众所周知的压垮骆驼的最后一根稻草。

由于年龄的增长和损伤，多裂肌的快肌纤维的激活速度会变慢。事实上，当脊柱的某个特定部位受伤时，这个部位的功能就会失灵。这些脊柱稳定肌肉是由分段神经支配的，也就是说，支配它们的神经直接在肌肉处从椎管发出指令。例如，支持和保护L3～L4区域的肌肉功能失调后，其他脊柱稳定肌肉可能仍功能正常。我们通常将人体称为动力链，所有的部分都相互链接并相互沟通。而这个功能失调的区域就成了动力链中的一个薄弱环节。一旦功能失调，重新激活该区域、唤醒它并提醒肌肉完成自己的工作可能是一个挑战。

为什么这些肌肉如此重要？想象一个帐篷，帐篷由帐篷杆支撑，帐篷杆与钉在地上的绳索相连。如果所有绳索都绷紧，并且在帐篷杆上受力均匀，那么帐篷就能够承受风雨的力量。这些绳索使帐篷能够保持稳定。如果我们剪断一根或两根绳索，帐篷可能仍不会倒，但其结构的完整性将会被大大削弱，一阵大风就会使其坍塌。身体的运作方式与帐篷类似：脊柱是提供结构支撑的帐篷杆，脊柱稳定肌肉是固定帐篷杆的绳索，为脊柱增加力量和提供支撑力。因此，在保持脊柱和核心稳定时，我们需要注意这些脊柱稳定肌肉。

脊柱运动肌肉

如果深层肌肉是稳定肌肉，那么更浅层的肌肉则是运动肌肉。这些肌肉可以让你自由活动，并限制脊柱的最大活动范围。在健身行业工作超过25年之后，令我感到惊讶的是，仍有许多人认为肌肉越大、越强壮，肌肉的柔韧性就越差。许多人认为健美运动员那种类型的人走动应该很困难，因为他们肌肉太发达了。然而事实恰恰相反，我认识的一些最灵活的人肌肉都很发达。

然而，不幸的是，这些运动肌肉也有功能障碍的可能，这通常意味着虚弱和紧绷。可能影响腰部并导致疼痛和损伤的运动肌肉包括屈髋肌、腘绳肌、竖脊肌、腰方肌和臀大肌（参见图1.5）。

屈髋肌

屈髋肌由两块肌肉组成，它们起源于不同区域，在大腿上的一个共同附着点会合（参见图1.5a）。第一块肌肉是腰大肌。腰大肌起源于腰椎，附着在椎骨的横突和椎体上，然后沿对角线穿过骨盆。第二块肌肉是髂肌。髂肌起源于髂骨的前侧，离开骨盆并连接到股骨后与腰大肌会合。这些肌肉负责使你的髋部屈曲，也会让骨盆倾斜。当屈髋肌变得紧绷时，通常会使骨盆向前倾斜，从而导致脊柱前凸或腰椎曲度增加，这会增加腰椎和椎间盘的压力。

腘绳肌

大多数人都很熟悉腘绳肌。它们位于大腿后部，连接小腿与臀部（参见图1.5b）。腘绳肌是一组横跨两个关节（膝关节和髋关节）的肌肉。它们不仅负责让膝盖屈曲，还负责臀部伸展，这对我们走路很重要。我们每走一步，腘绳肌（和臀大肌）都会收缩，使腿向身体后方发力，推动你向前迈进。这些肌肉也会变得紧绷。当这些肌肉紧绷时，我们会发现它们促使骨盆向前倾斜，而骨盆前倾又增加了脊柱和椎间盘的压力。

竖脊肌

当你想到腰部疼痛时，你就会想起竖脊肌。它们是脊柱两侧的大块肌肉（参见图1.5c），由3组肌肉组成，使你的脊柱屈曲和侧屈。这些肌肉在受伤后会绷紧，这会导致我们弯腰（前凸）幅度过大，从而增加对椎间盘的压迫。这些肌肉应该是柔软而富有弹性的，但在腰部受伤后，它们可能会绷紧，变得非常僵硬和不灵活。

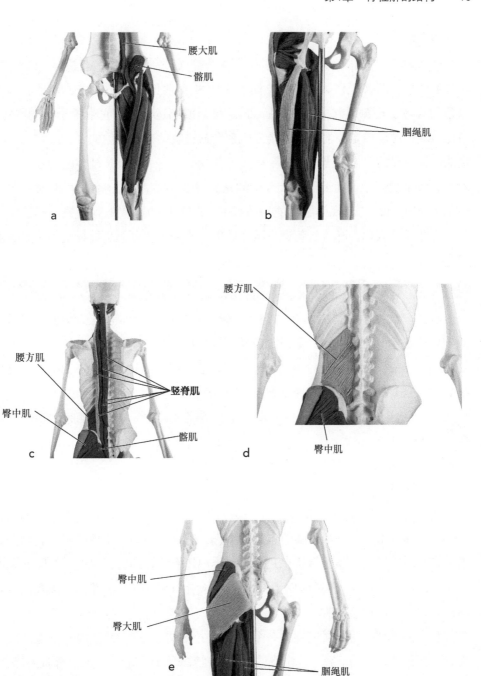

图1.5   脊柱运动肌肉：(a) 屈髋肌，(b) 腘绳肌，(c) 竖脊肌，(d) 腰方肌，(e) 臀大肌

腰方肌

这块肌肉是腰椎运动的主要肌肉。腰方肌（QL）是一块宽且多层的肌肉，从最低的肋骨延伸至髂骨，其分支附着于腰椎横突上（参见图1.5d）。该肌肉可以帮助身体实现侧屈和伸展（向后仰）。每当腰部运动时，它就处于活动状态。当你坐着、站着或走路的时候，腰方肌都会通过收缩来移动你的脊柱。它也是一块能引起疼痛的肌肉。当腰方肌变得过于紧绷时，它可能会拉扯你的骨盆，导致骶髂关节出现问题，而骶髂关节连接的是脊柱底部与骨盆（髂骨）。骶髂关节也被称为SI关节，它出现问题可能导致腰痛。这种疼痛通常是骶髂关节不稳定所致，可能具体表现为麻木、刺痛或腿部放射性疼痛。这可能是导致坐骨神经痛的因素之一。

实话实说

坐骨神经痛的症状通常有麻木、刺痛或沿着腿向下的放射性疼痛。坐骨神经痛更多是一种症状而不是诊断结果。产生坐骨神经疼痛的原因有很多种：椎间盘出现问题（椎间盘膨出或突出）、骶髂关节功能障碍、腰椎滑脱或半脱位、梨状肌综合征或椎管狭窄。进行正确的医疗诊断对于正确处理你的病情至关重要，请不要自己胡乱猜测。而且脊柱训练因人而异，某些训练对你而言可能是忌用的。在进行本书后文介绍的训练之前，请让你的医生或物理治疗师诊断你的病情。

臀大肌

接下来我们将重点介绍臀大肌（参见图1.5e）。不管你如何称呼它，你的臀大肌都必须尽量保持强壮。随着年龄的增长，臀大肌可能会出现萎缩，它们会失去力量和改变形状。想想你认识几个上了年纪还有明显的臀大肌的人？除非他们是高水平的运动员，否则我想不出来有什么人会有明显的臀大肌。所以我们需要不惜一切代价保护这些肌肉。

我们需要训练臀大肌还有另一个原因。在身体出现腰部疼痛时，这些肌肉经常处于严重萎缩状态。我不确定是谁创造了"臀部休眠综合征"或"臀肌失忆症"等词语，但我曾见过这种病症。臀大肌无法激活，或者延迟激活，这种模式可能会导致竖脊肌变得过度紧张或过度活跃，这意味着即使在不应该激活的情况下，它们也会一直处于激活状态。你感受过背部痉挛吗？背部痉挛可能就是竖脊肌过度亢奋或过度活跃导致的。在这种情况下，臀大肌就会停止工作。

我记得有一位客户在做专门针对臀部的训练时，她的臀大肌并未处于激活状态。我让她将手放在臀部，然后告诉我能否感觉到肌肉在收缩。她很吃惊，因为她的臀大肌根本没有收缩。我花费了数周时间才恢复了她的这些肌肉的功能。就我个人而言，由于我的腰部过去受过伤，我明白试图唤醒这些肌肉是一件很麻烦的事情。在让臀大肌醒来并重新处于激活状态之前，我们通常需要进行几次训练。

脊柱单元

大多数人认为脊柱是一个单独的部位。其实，脊柱是由从上到下的25个独立关节（不包括尾骨）组成的，而这只包括连接椎体与椎体的关节。在胸椎区域，还有与肋骨连接的关节，但那不是本书要讨论的内容。这些关节均由顶部和底部的椎体以及位于它们之间的椎间盘组成，这被称为脊柱单元。

了解脊柱单元很重要，尤其是当我们开始谈论腰痛和特定脊柱疾病时。观察脊柱单元，你可以看到每个椎体都会生成一个关节，根据所在脊柱区域的不同，这些关节可以旋转，向前、向后和向左右侧屈。它还可以吸收压缩力（挤压在一起）、张力（拉开）和剪切力（滑动）。将这些脊柱单元放在一起，会形成一根坚固且富有弹性的脊柱，但这根脊柱仍然容易受伤。

下面要介绍一些有关"中立脊柱"和"脊柱偏斜"的问题。在过去的多年中，我有幸教过许多专业健身人士。我问的一个问题似乎就难倒了他们："什么是中立脊柱？"这些人之所以会被难倒，是因为他们从事的健身行业对中立脊柱可能有不同的定义。普拉提、瑜伽、健美运动和一般健身对这个概念的描述可能略有不同。

我多年前学到的中立脊柱的定义是：中立脊柱是骨盆的姿势，在这种姿势中，髂前上棘与髂后上棘是对齐的。我可能把你弄糊涂了，因为大多数人都不知道这个定义是什么意思。学过解剖学的人可能理解这个定义，但对普通人来说，这可能很难理解。

为了帮助你了解中立脊柱，让我们来演示一下。请你躺在地板上，注意你的腰部在地面上的感觉。你的腰部是否形成了一个高高的拱形，一个小狗可以从下面穿过的拱形？接下来，为了进入中立状态，请将你的腰椎稍微放平一点儿。将腰部的拱形想象成一座小的步行桥，而不是大桥。但如果你的腰部完全平贴地面，那就太平了，你的脊柱会有不明显的弧度。因此，根据我的经验，你躺下去的时候，只要没有不适或疼痛，你的腰部应该有一个小小的弧度，这就是中立脊柱。如果这确实让你感到疼痛，请找一个可以保持平躺而又不会产生不适的姿势。对你的身体而言，那就是中立脊柱。尽管这可能不是中立脊柱的真正含义，但对你的身体而言，它就是中立脊柱。随着时间的推移，你可能会发现自己可以更接近传统定义下的中立脊柱。

你的方向偏好（或骨盆偏斜）是你的骨盆相对于腰椎的位置，不会引起额外的疼痛或能缓解疼痛症状。有些人在做出平腰姿势时感觉更好，我们称这种情况为脊柱屈曲或骨盆后倾（参见图1.6a）。有些人喜欢伸展的姿势，这会导致脊柱的弧度变得更大，我们称这种情况为脊柱伸展或骨盆前倾（参见图1.6b）。关于哪种姿势更适合你，你可能有自己的偏好。根据自身的特定医疗状况，你可能需要以自己偏好的方式进行训练，以避免疼痛。这种偏好就是你的中立脊柱。

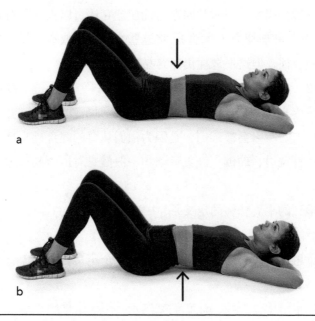

图1.6　骨盆偏斜: (a) 脊柱屈曲（平腰），(b) 脊柱伸展（下腰弓）

找到自己的中立脊柱很重要，因为这是脊柱最安全、最舒适的姿势。在这个姿势下，脊柱承受的压力和拉力最小，受到的来自重力和肌肉紧张的影响最小。不幸的是，随着时间的推移，我们大多数人都养成了不良的姿势习惯，这改变了我们的脊柱，让我们的姿势变得像一个问号。

重力将上半身向前拉，会使人形成圆形姿势。肌肉不平衡和肌肉紧绷会加剧这种情况，这种不良姿势很快就会变成永久性姿势。这种变化并不局限于单个脊柱区域，它可能会影响整个脊柱。

当某一区域（如腰椎区域）失去中立脊柱时，其影响会蔓延到整个脊柱。就像连锁反应一样，当某个区域偏离了中立位置，就会导致脊柱其他区域的姿势发生改变。你是否听过"头到哪里，身体就会跟到哪里"的说法？在姿势方面确实如此。当你的头向前倾（前伸）时，你的胸椎（中背）就会开始向前屈，肩膀也一样。这会导致你的腰椎曲度加大，或者前凸变大，从而增加椎间盘的压力。在运动过程中保持中立脊柱有助于减轻椎间盘的压力，并能够逐渐改善你的姿势。有关正确姿势和不良姿势的示例，请参见图1.7。

减小重力影响和不良姿势影响的一种方法是全天候努力寻找并保持中立脊柱。你可以在工作的时候尝试一下，每小时设一个闹钟，当闹钟响时调整自己的姿势，并保持60秒。对有些人来说，保持良好姿势非常困难，甚至很难维持60秒。你可以慢慢调整闹钟时间和保持时间：保持这个姿势75秒，然后保持90秒，以此类推；将闹钟时间调整为每50分钟一次，而不是每小时一次，如果你愿意的话，可以将闹钟时间调整为每10分钟一次。要记住的重要一点是，这个训练有两个目标。第一个目标是使你意识到自己的姿势不良。我们大多数人都没有意识到这一点，甚至根本就没想过，所以让自己意识到这一点是一个很好的开始。第二个目标是提醒和训练这些肌肉回想起最佳的姿势。通过练习，你的肌肉会开始变得更强壮，具有更好的耐力，可以让你更长时间地保持正确姿势。

既然已经知道了关于脊柱解剖学的基础知识，那么下面就可以准备大胆地投入到训练中了吗？还没那么快。请记住，这是脊柱解剖学的入门。掌握基础知识之后，我们应该进入下一部分，讨论脊柱稳定的重要性。我们将专注于介绍脊柱稳定性，以及如何重新获得脊柱曾经拥有的自然稳定力量（它受伤前的力量）。这些脊柱稳定技术和训练将帮助你修复脊柱，为你的日常活动提供所需的支撑。

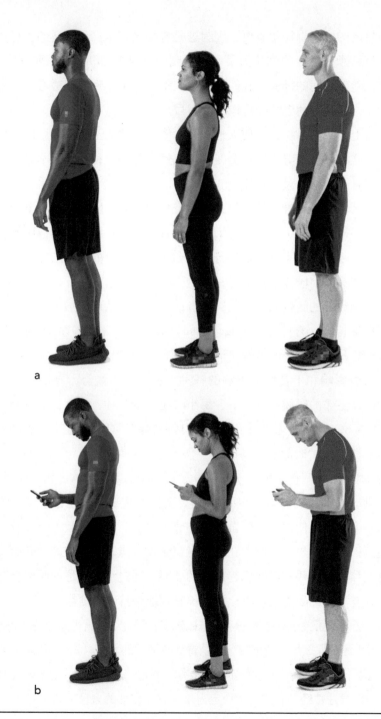

图1.7　(a) 各种正确姿势，(b) 各种不良姿势

第 2 章

脊柱稳定性训练

现在你已经知道了为什么训练这些脊柱肌肉并保持它们的强壮如此重要，那么你该怎么做呢？大多数训练都着眼于动哪里，但是这类训练，至少在开始的时候，关注的都是哪里没动。在本书之后的部分，我会教你一些训练方法，让你将注意力集中在动哪里，但在这里我会要求你注意哪里没动。

我希望你将注意力集中在脊柱和核心部位，让它们保持静止不动。你不应该转髋，也不应该拱起或把你的腰弄平，也就是说，我不希望你用你的肌肉提供"支撑"。这是我在康复过程开始时经常教给客户的一种技术，这可以让你的核心肌肉保持紧致和保持脊柱稳定。在康复的开始阶段，当你的身体不知所措、脊柱不稳定、运动方式低效甚至更糟时，使用这项技术是非常合适的。你需要重新训练脊柱稳定肌肉，让它们记住自己的本职工作，并提高工作效率。但是如果你一直这样做，最终可能会导致低效的运动模式和不良的习惯。我想训练你的身体，使其适应日常生活。想象一下，在走路的时候尽量收紧腹部并保持，你还能正常走路吗？至少我不能，走路就是走路。根本无法以这种姿势进行日常活动，至少在很长一段时间内无法做到，这会让肌肉疲劳！

你应该训练这些肌肉，让它们在需要的时候自动激活，在不需要的时候停止激活，这样它们才会更有效地做好自己的工作。受伤后，为了避免疼痛，人们通常会过度绷紧肌肉。这种策略在刚开始的时候（急性发炎期）可能会有一些好处，但过度使用该策略可能会让人形成不良习惯，这种不良习惯可能会保持数年甚至数十年。我想确保你不要养成这种习惯。你需要保持稳定，但不要紧绷肌肉。高尔夫球手在谈论高尔夫球杆的握法时有一个很好的类比：想象一下你正握着一只小鸟，你要抓住它，不要让它飞走，但不要抓得太紧，以免弄伤了它。同样的道理也适用于脊柱稳定肌肉。

请记住，你所有的肌肉都有特定的作用。当我们受伤时，其他许多肌肉会试图帮助我们，不管它们是否被设计成这样。我们需要提醒这些肌肉做好本职工作，并让它们专注于此。你可以将你的肌肉想象成新员工：他们渴望在能提供帮助的地方提供帮助，并愿意尽一切努力帮助别人。这似乎是个好主意，但这名员工很快就会遇到麻烦。我想训练你的肌肉，让其更像是工会的工人。他们有一份自己做得很好的工作，对于做别人的工作没有兴趣。

建立脊柱稳定性

我第一次接触脊柱稳定性训练是在20多年前，是由美国健康与康复专业学院

关于脊柱稳定性的常见问题

我是从我的大学教授扬·普林斯（Jan Prins）博士那里，第一次接触到"核心"的概念，明白了核心肌肉并不仅仅指腹部肌肉。他问我们："你们中有多少人训练腹肌？"所有人都举起了手。然后他又问："你们当中有多少人训练了腰部肌肉？"班上约有一半的人举起了手。他接着问："你们当中有多少人用与训练腹肌相同的组数和重复次数来训练背肌？"没有人举手。他问这话的时候是20世纪90年代，在核心训练概念出现之前。那时核心训练曾被称为腹肌训练，通常包括卷腹。

在过去的几十年里，我们对核心的看法和训练方式发生了很大变化。但对很多人来说，核心训练仍然包括大量的卷腹和一些平板支撑，其重点仍然限制在腹肌上。我想让你更深入地思考脊柱稳定肌肉，因为这些肌肉需要变得更强壮才能支撑住你的脊柱。你可能对脊柱稳定性有一些疑问，我希望能在本章中解决它们。下面首先询问一个关于脊柱和核心稳定性训练最常见的问题。

为什么我要专注于稳定脊柱？

答案很简单，除非你的脊柱很稳定，否则你将无法很好地活动。请记住，你的脊柱实际上是25个关节的组合，每个关节都必须保持稳定并正确地完成其工作，这样脊柱才能高效、轻松地活动。如果脊柱不稳定，就会出现不恰当的活动，从而导致问题。

的物理治疗师迈克·琼斯（Mike Jones）博士向我介绍的。琼斯博士将脊柱稳定性分为3个阶段：完全支撑、部分支撑和无支撑。我们将遵循类似的顺序，但会添加一个非常重要的第四阶段（称为动态稳定性），从而创建一个从康复到恢复日常生活的过程。这个系统的过程让你的身体从一个感到安全的地方开始，并由你正在锻炼的身体结构支持，一直到能够毫不费力地进行日常活动。这就是我们的目标，最重要的是，让你的身体回到能够毫无不适感地进行日常活动的状态。我们将在第4章～第7章中讨论特定训练，以及它们在脊柱稳定性方面的作用。在接下来的内容中，我们将分析哪些训练对特定脊柱疾病和诊断是最佳的，并为你制订一个为期6个月的训练计划，让你从完全支撑发展到动态稳定。

要花多长时间才能解决这些问题？

我的回答总是一样的："视情况而定"。每个人的身体都不同，每个人的情况也不同。有时，我们需要沿着这条路走得更远才能知道答案，而且每一步都可能改变结果。另一个需要考虑的问题是："你为了变得更好能做到的努力程度如何？"我经常听到这样的话："我正按照你要求我做的那样练习。"但是，当我深入询问时，就像牙医询问患者上次用牙线洁牙是什么时候一样，总会发现有些人做得还不够，无法像他们期望的那样很快看到进展。

我需要多久进行一次训练？

坚持不懈是取得进步的关键。我建议每天都进行训练。是的，这似乎不太现实，但请听我说完。当我说每天进行训练时，我知道你可能会有一两天根本没有时间。事情发生了，我明白。但是如果你努力训练，每周至少会训练3～4次。正如诺曼·文森特·皮尔（Norman Vincent Peale）所说："向着月球进发。即使你错过了，你也会降落在群星之中。"努力做到每周至少训练3～4天，你才有可能看到更快的进步。如果你7天都进行了训练，那就更好了。

我什么时候可以停止做这些训练？

只要你想让疼痛再次袭来，那就可以停止。事情就是这样。我曾和一位朋友聊天，他因肩膀受伤休息了6个月，刚刚回到健身房。我们谈到了他的康复及他每天必须做的训练。他对我说："如果坚持做这些训练，我的肩膀就不会像现在这样疼了，我会继续做下去。"对于我将要教你们做的训练，你需要坚持做下去。你需要一直坚持做这些训练，很可能要坚持一辈子。我知道这听起来似乎很困难，但仔细想想，如果你每周进行3次15～30分钟的训练就可以控制疼痛，难道这不值得吗？

完全支撑

训练的第一阶段是完全支撑训练（参见图2.1）。这意味着你的整个身体或大部分身体受到地面、桌子，甚至是床（虽然床不是最佳选择，因为床很柔软，可能会阻碍某些训练）的支撑。这样做的目的是在躺下时获得较大的接触表面，这样你的身体就不必为了获得平衡或其他支撑而稳定自己。这种支撑使训练变得很容易，因为你可以将注意力集中在保持稳定上，而不是在空间中平衡你的身体。

大多数人会在这个阶段感到最安全、最舒适。你的身体会受到支撑，因此你训练时会更有信心。你还希望确保在进行这些训练时没有疼痛。这些训练是你的基本训练，但它们不一定很简单。在这个阶段，集中精力保持脊柱不动非常重要。在进行训练的过程中，你不要让腰部弓起、变平或扭曲。你应关注那些没有动的部位，而不是动的部位。我们将在第4章深入研究完全支撑脊柱稳定性的特定训练。

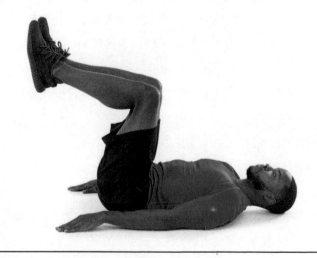

图2.1　桌面姿势——完全支撑姿势的一个示例

部分支撑

训练的第二阶段是部分支撑训练（参见图2.2）。这一阶段你可以用双手和双膝提供支撑，或者坐在带椅背的椅子上。这样，你的身体仍然与地面或椅子有很多接触，但在保持适当姿势的同时，还需要一些额外的稳定性。

每当你减少与地面或支撑面的接触时，训练就变得更具挑战性。我们通常将其称为接触点数量。如果你做四肢跪姿（双手和双膝着地），那么你与地面就有4

个接触点，这与仰卧不同，在仰卧时，你与地面有一个非常大的接触面（整个背部）。四肢跪姿如同一辆用4个轮胎行驶的汽车，轮胎只有一小部分与地面接触，但其在转弯时仍能保持稳定，因为它在4个接触点都能保持平衡。

如果你移除一个接触点，会发生什么？就用四肢跪姿来打比方。如果你将一只手抬离地面，你就会变得不太稳定，你的身体需要用额外的肌肉提供支撑，以保持原来的姿势。为了完成任务，你的脊柱肌肉需要更大程度地参与。第5章会介绍一些部分支撑训练。

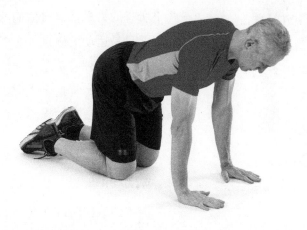

图2.2 部分支撑姿势的一个示例

无支撑

训练的第三阶段是无支撑训练（参见图2.3）。你可以在没有靠背的凳子上、稳定球上或站着进行无支撑训练，这可以增加训练时身体所需的稳定性。在这一稳定级别上，你与地面或支撑面的接触点就更少了。此外，由于身体处于直立姿势，你必须针对重力的力量进行调整，这将融入你的日常活动。很少有人整天躺在地上，或双手和双膝始终贴地，因此你最终需要站直，并学习如何在直立姿势下保持稳定。你还需要以各种姿势双脚站立，同时保持中立脊柱。你是否曾打开超市的冰箱门，感觉磁性密封门像是有一吨重？很明显，冰箱内部产生了真空，这对你身体产生的影响是，它迫使你从脚到手一直保持稳定，以便打开冰箱门。能够让自己站在地上并稳定身体是第三个稳定级别。第5章将介绍无支撑脊柱稳定性训练。

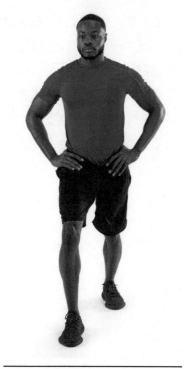

这也是地面力量发挥作用的阶段。你要让自己站在地面上，以稳定你的身体来执行特定的动作。在体育运动中，最好的示例之一就是棒球投手。如果你观察当今的投手，就会发现他们的腿和臀部的肌肉都很发达，比上半身的肌肉发达得多。其原因是，在每个投掷过程中，投手要靠这些肌肉产生巨大的力量和爆发力。几乎所有的力量都来自他们的腿和臀部。他们的手臂只是运动的终点，更多用于控制球的旋转和轨迹。这种力量来自他们的身体对地面施加的力。现在，将这个类似方法应用到打开冰箱门上，你会发现如果不先把腿放好，就无法产生任何爆发力。

动态训练

图2.3　无支撑姿势的一个示例

训练的第四阶段就是动态训练。动态训练会让身体处于动态。在训练过程中加强的稳定脊柱的能力适用于日常生活中的所有动作。

我有一些客户，即使腰部没有受伤，他们也无法走上楼梯。他们就需要学习如何稳定脊柱，并在走楼梯、在街上行走时保持这种稳定。这阶段的所有训练都是动态的。你需要在空中移动身体，还需要保持稳定以减轻不适或疼痛。

实话实说

我经常被要求说明以坐着、站着或躺着的姿势进行训练的区别。你可以想想是什么在你维持身体姿势时为你提供了支撑。在躺下时，你需要最少的肌肉支撑就能保持正确的姿势。在坐着的时候，你需要借助臀部、脊柱、核心、肩胛骨（或肩膀）和颈部的肌肉。保持站立姿势需要稳定臀大肌、股四头肌、腘绳肌、小腿和双脚。离支撑面越远，维持正确姿势所需的肌肉就越多。最后，我们会进行越来越多的动态训练，这些运动需要尽量保持脊柱稳定，还需要模拟现实生活中的活动。如果你没有对每个身体姿势进行训练，并且没有逐渐让脊柱稳定肌肉产生足够的稳定性和力量，最终的结果很可能会是受伤。

增强脊柱稳定性

在相关肌肉变得更强壮后，你就需要进行耐力训练，也就是组织耐受性训练。肌肉可以在一定时间内进行一定数量的重复训练，同时保持稳定，直到它们感到疲劳并说："我受不了了，拜托，请别人帮我做我的工作吧。"从那时起，你的身体开始用其他肌肉进行代偿，然而这些肌肉本来就不适合做你现在要求它们做的工作，它们在停止活动之前只能承受较小的负荷。

散步时，你能走多久或走多远才会开始感到疼痛？也许你在开始的20分钟或最初的1英里（1英里≈1.6千米，此后不再标注）中感觉良好，但走了30分钟或1.5英里后，你的腰部开始疼痛，你的脊柱稳定肌肉和臀大肌都开始感到疲劳。臀大肌是提供步行中的主要推动力的肌肉之一，而脊柱稳定肌肉会在你行走的每一步中为脊柱提供支撑。当你感到疲劳时，你的竖脊肌和腰方肌被迫做了其他肌肉群的工作，这是腰痛的主要原因，因为推动身体行走并不是它们的工作。这就是为什么你需要训练肌肉完成其指定的任务，并发展更强的组织耐受性，这样那些不支持这些活动的肌肉就不会受伤。

增强稳定性的作用是提高你的力量，以便让你可以进行更长时间的活动。你可能注意到，每天下午1点左右，你的腰部就开始疼了。当腰部肌肉已经承受了足够的压力，它们会发出信号表明自己已经无法承受，这就是它们的耐受性。增强耐受性的目标是增加承受压力的时间。坚持训练数周后，你可能会注意到，直到三点、五点或在下班回家的路上，你的腰部才开始疼痛。最终，你可能有坚持一整天都不会感到疼痛的耐力。这个过程需要时间和精力，所以你要耐心点儿、勤奋点儿。

下面让我们来谈谈训练的运动量、重复次数和组数。只做一两次训练可能是不够的。很抱歉让你失望了，但如果你想获得好的结果，就必须付出努力。为了增强身体的力量和耐力，并减少不适和疼痛，你需要在每次训练中进行多组训练。我有一位物理治疗师朋友，她告诉我，她一直在寻找一种适合所有人的完美训练方法，然而这种训练方法并不存在。你需要采用不同的姿势和角度，进行多组不同重复次数的训练来锻炼肌肉。

你正在使用的肌肉被称为姿势肌，这个术语有多个定义。它们的作用就是让你保持直立和更好的姿势。我采用的定义描述了它们的构成。弗拉基米尔·扬达（Vladimir Janda）将我们的肌肉分为两个系统：相位肌和姿势肌（或张力肌）。相位肌是为活动而生的。它们通常是（虽然不完全是）能快速收缩的肌肉，受伤时往往虚弱无力。姿势肌或张力肌通常以慢收缩为导向，为提供耐力而生。[1]这些肌肉不独立工作，经常协力工作，通过平衡影响关节的肌肉来稳定关节，从而在活动过程中保持关节的稳定。

姿势肌可以使人体长时间抵御重力，保持身体直立。想要姿势肌具有超强耐力，就需要进行多组、不同重复次数的大量训练，训练得越多，这些肌肉就会变得越强。从2～3组训练开始，进行3～4次训练，随着你越来越熟练，可以添加新的训练，直到能在每节课中进行15～25组训练。请记住，这些肌肉是耐力肌肉，它们对低强度和高运动量的反应最佳，还需要进行一些5～10秒的等长训练，以产生持续的肌肉收缩，从而产生持久的变化。

姿势肌的训练应该以相对较慢的速度进行。当你感到肌肉颤抖、振动或摇晃时，此时你的姿势就是正确的。这通常表明这些稳定肌肉变得虚弱或不习惯特定的训练。大多数人都倾向于加快训练速度，这可能会导致其忽略较小的肌肉，使较大的肌肉群接管并压倒较小的肌肉。然而在人体中，较小的肌肉实际上负责完成大部分的工作，因此请以缓慢且可控的方式进行训练。当肌肉开始颤抖时，你就明白自己处在正确的道路上。

需要注意的是，在进行脊柱稳定性训练时，你可能会感到不适。大多数人在此阶段都不会感到不适，但你可能会，这种情况既好也不好。你需要尊重现在的身体状况。一般的经验法则是，所有训练都应保持在无痛的范围内。但是，如果你只有轻微的不适，可能有2～3级的疼痛（1级表示没疼痛，10级是最严重的疼痛），那么重复进行2～4次训练即可，不要超过这个限度。如果一开始你只能在每次训练中重复很少的次数，那没关系，这只是一个起点。下周你能够重复的次数可能会更多，之后又会更多一些。这样你才能变得更强壮，并增强肌肉耐力。最重要的是，你要倾听身体的需求。如果身体向你发出停止的信号，请停下来，没有理由拼命训练去经历疼痛。我的一位导师迈克·琼斯博士经常提醒我："没有人会死于缺乏训练。"如有怀疑，请先停止。这适用于所有训练。

了解脊柱稳定性训练的类型

我已经介绍了脊柱稳定性训练，所以下面我想谈谈你还应该做的其他训练。当你感觉更好，身体机能变得更强，并且感觉自己可以在没有疼痛的情况下做更多训练时，这些训练就变得特别重要。

核心训练

许多人认为脊柱稳定性训练就是核心训练。实际上，这两者并不相同，但都非常重要。它们在管理腰痛方面都有自己的作用。脊柱稳定性训练涉及不活动的部位，训练的重点是在身体其他部位活动时保持脊柱不动。核心训练通常涉及躯干活动，但后面讨论的一些脊柱稳定性训练（如平板支撑）中也可能包括核心训练。典型的核心训练包括卷腹和空中蹬车等。

在脊柱稳定性训练的动态训练阶段及后面的训练阶段中，当你开始将你的训练纳入一个更日常的健身计划时，请包含核心训练。核心训练是功能活动和日常活动的桥梁。如果你认为自己一生都需要保持脊柱完全静止，这种想法就太愚蠢了。你能想象脊柱完全不动，努力保持僵硬的状态吗？我们是在谈论机器人吗？不，我们的目标是用特定的稳定训练来增强这些稳定肌肉，然后增加更多的传统核心训练。这是为了在日常活动中，在为脊柱提供支撑的同时创造一个强健的核心，从而使你能够进行全方位的运动。想想你一天中所做的事情：进出汽车，坐下去站起来，或者弯腰捡东西。在日常生活中，我们每天都会很多次俯身、伸手、弯腰、扭转身体、懒散地站着和伸展身体。脊柱负责处理这些动作。重建脊柱稳定肌肉是你的目标，这样你就可以毫不犹豫地完成上述动作。我经常看到腰部受伤的人戴着护具走来走去，我并不是要在这里介绍紧身胸衣，我想说的是，将所有东西都紧紧地绑在一起的护具限制了正常运动。这样做虽然会确保你的脊柱的安全，但你不能指望永远这样。我希望你能自由行动，至少比当前更自由。在训练5～6个月后，你应该将核心训练引入你的训练中，以过渡到合适的运动模式。最终，由于掌握了稳定脊柱的新技术，你可以更好地活动，并进行更多的控制，这样你就可以在运动的同时保持安全。

关于运动的唯一警告是，根据你目前被诊断出的疾病，你可能需要限制特定方向的运动，以确保自己的安全（我们将在本书后面部分讨论这些内容）。随着身体越来越强壮，即使有其他疾病，许多人也能几乎没有疼痛感地进行更大范围的运动，但是，我仍然建议在训练时尽量保持安全。

下肢训练

强健的脊柱和强壮的下半身之间存在着很强的相关性。你的双腿需要像脊柱一样变得更加强壮。不幸的是，下半身训练似乎是许多人不太重视的领域。你见过多少上半身肌肉发达而下半身肌肉相对不太发达的人？我经常看到。为什么会如此？因为腿部训练不像其他训练那样有吸引力或有趣。此外，腿部训练辛辛苦苦得来的训练成果往往会被一条裤子隐藏起来，而不能通过紧身T恤展示出来。

有许多训练腿部的方法可供选择，但我想让你获得最大的训练回报。除了特定的臀部训练，这些针对下肢的训练通常是复合训练，涉及以功能性的方式使用双腿，并同时使用所有的腿部肌肉。比如蹲下身体，而不是伸展腿部。腿部伸展的运动主要锻炼的是股四头肌（大腿前部），而下蹲锻炼的是股四头肌、腘绳肌、臀大肌、大腿内侧肌肉、小腿甚至是你的双脚——更不用说那些有助于稳定躯干的腰线以上的肌肉了。这项训练在有或没有负重的情况下都可以进行。你不需要将一个很重的杠铃放在肩膀上来提供大量负重。你可以试试以下动作：站起来，然后再坐下。好了，这就是下蹲运动，你通过该运动锻炼了我刚才提到的所有肌肉。

我需要提醒你的是，不要在健身房里做一种下半身训练。这项训练就是45度腿部推举。这项训练需要借助一种已经使用了很长时间的器械。你需要将重物放到器械上，贴近地面坐着，双腿呈45度悬在空中，脚放在配重片上，朝自己的方向将重物放下，然后将重物推向空中。这种训练是许多椎间盘突出或破裂的元凶。大多数人在进行此项训练时使用了过重的负重，在训练结束的时候，他们需要弯腰来帮助将重物升向空中。我会避开使用这种器械。虽然有一些安全的腿举器械，但你可以用自己的身体替代它们。深蹲、上台阶和弓箭步等自重训练通常是较适合你的训练，对你的日常生活也更有益。我会在本书的训练部分提供一些对下半身有价值的训练。不过请记住，这些训练只是你可以进行的训练的一部分，还有成千上万种训练供你选择。虽然我没有列出这些训练，但这并不意味着你不能进行你知道且喜欢的其他训练。请务必在列表中添加一些你自己的训练。

心血管训练

我经常问潜在客户的一个问题是："有没有医生告诉过你们不要进行训练？"几乎每个人都笑着说："恰恰相反。"或者"我也希望不进行训练。"我问这个问题，是为了查明这个客户是否有运动禁忌。让我们面对现实吧：我们都需要运动，尤其是心血管运动或有氧运动，主要是为了保持心脏健康。有规律的有氧活动可以提高肺活量，改善循环系统，并保持心脏（本身就是一块肌肉）的强壮和健康。事实上，美国心脏协会建议每周进行150分钟的有氧活动，如每周进行5次、每次30分钟的有氧运动。[2]

人体需要保持心血管健康的另一个原因与细胞生物学有关。你的骨骼肌通过增加线粒体的数量和大小来响应运动。[3]线粒体是细胞的动力源，可将食物中的能量转化为细胞能量。细胞内的线粒体越大、数量越多，它们产生能量的能力就越强，而且效率也越高。这种效率的提高有助于身体更好地利用氧气，也有助于康复。有规律的心血管活动可以降低肌肉僵硬程度，增加腰椎的活动度，从而增加局部循环来促进愈合。运动其实是一种润滑剂，运动得越多，肌肉、结缔组织和关节就越灵活。

你选择的心血管活动类型取决于你的个人喜好、组织耐受性（或忍受疼痛的程度）和器械使用情况。我们都有自己喜欢的有氧运动方式，如果是被迫进行选择的话，至少应选择一种自己最能忍受的有氧运动方式。无论是在户外散步，还是在健身房使用固定自行车，你都需要找到一种让你感觉最舒服并能长时间进行的有氧活动。对于大多数人来说，如果身体能够忍受的话，我建议选择步行。走路是大多数人都能做到的事情，你只需要一双好鞋和一套运动服。不需要办理健身房会员卡，也无须使用昂贵的器械，只需少量装备，你就可以开始运动了。如果无法步行，那么固定自行车或椭圆机可能是较好的选择。推荐尝试多个品牌的器械，因为每个品牌的制造方式都不同。对于那些不属于平均身高的人来说，某些品牌的器械可能会让你感到不舒服，甚至可能损害你的腰部。你应在放弃之前尝试一些不同的品牌。最有可能的是，有一件器械非常适合你，但你需要去寻找它。如果你想为自己的房子添置一些有氧运动器械，价格很重要。我建议购买二手但质量很好的有氧运动器械。大多数卖家都会告诉你这个器械几乎没什么用，而且很占空间，所以他们将其出售。所以你能够以极低的价格购买到高质量的器械。

我建议从一个比较现实的目标开始训练，即每周训练4次，每次20分钟，或者每周训练3次，每次30分钟。人们通常不会对这个运动量产生争议，因为这是合理的运动量，而且很容易实现。在接下来的几个月里，你可以慢慢地增加训练的时间或频率。美国心脏协会推荐的每周150分钟的训练就是一个很好的目标。

柔韧性和灵活性训练

在前面的内容中，我们讨论了脊柱的活动范围，更具体地说，讨论了每个区域的不同活动范围。我们知道腰椎在弯曲（向前和向后弯曲）和侧屈（侧向弯曲）时运动幅度最大，但无法进行太多的旋转。

对于腰痛，通常情况是，当这个区域的肌肉变得越来越僵硬时，你就不太想动了。其中一个原因是，你知道当腰部处于痉挛状态时，如果以错误的方式活动腰椎，可能会进一步导致腰部发生痉挛，所以你就避免所有的腰部活动。这种情况带来的不利影响是，腰部活动的次数越来越少，这个区域变得越来越僵硬，因此腰部的结缔组织会变得异常僵硬，这会导致你弯腰或系鞋带都变得更加困难。

实话实说

腰部的结缔组织就像一根橡皮筋。新的橡皮筋非常灵活和柔软，它可以轻松地扭动并恢复到原来的形状。只要不受到极端温度或过大的运动范围这样的负面影响，橡皮筋就会继续保持灵活和柔软。但有时候，橡皮筋可能多年未被使用，也许它被纸包裹着放在壁橱里，变得又干又硬。这时当你试图将它撑开会发生什么？在最好的情况下，它没有断裂和变形，但已经没剩下多少弹性。最坏的情况是，你一动它，它就断裂了。你的结缔组织就像这根橡皮筋。它想要变得灵活并保持活动性，但我们都有长期保持静止状态的倾向。随着时间的推移，我们的腰部就会变得紧绷。请记住，运动是润滑剂，为了润滑肌肉、关节和结缔组织，你需要保持运动。

除了进行稳定性训练，你还需要增强柔韧性。腰部肌肉与屈髋肌、腘绳肌和髋关节回旋肌密切相关。当你的腰部受伤时，所有这些肌肉都趋向于缩短和变弱。[4]第6章会介绍一些安全的拉伸运动，它们可以增强你的柔韧性。增强柔韧性需要时间。你的腰经过数年的时间才变得僵硬，因此令其变得更灵活不是一夜之间就能实现的，你需要有耐心。

除了保持腰的柔韧性和灵活性，你还应该促进胸椎的活动度。胸椎（中背部）

区域是躯干进行旋转的区域。当你的身体运动越来越少，腰部肌肉越来越紧时，胸椎也会相应地变得越来越紧。胸椎缺乏灵活性通常会导致脊柱后凸，肩膀和中背变圆，这会减小伸展的幅度和旋转的活动范围。

实话实说

你是否注意到自己已经无法像年轻时那样转过头看向汽车后部？通常，这种限制不仅存在于你的颈部，还存在于你的胸椎。随着年龄的增长和活动量的减少，你转动肩膀的能力可能会逐渐减弱。我有一个快速简便的解决方案，可以在你开车时为你提供帮助：你只需稍微向前倾一点，让后背从座椅靠背上离开，然后试着转动你的肩膀和头部即可。这应该能够显著地增加活动范围。这并不能解决中背部紧绷的所有问题，但可以加大你的旋转幅度。当该区域的柔韧性有所改善时，你将能够更大幅度地进行旋转。

一些治疗方法表明，在进行脊柱稳定性训练的同时进行胸椎力量训练和灵活性训练，可以显著增加脊柱肌肉的力量,[5]并缩短恢复时间。

胸椎和髋部都是可旋转的，而且旋转幅度比腰椎大。那么为什么有那么多人想要通过腰椎旋转呢？其中一个原因是，随着时间的推移，胸椎和髋部变得僵硬，所以腰部需要提供一些帮助。这是腰椎做别的工作的另一个示例。在你的日常训练中增加一两项运动，即可训练你的胸椎，使其按照设计的方式运动（尤其是增加伸展度和旋转度），同时努力稳定脊柱和活动髋部。使髋部自如活动是改善脊柱稳定性的关键之一，我们将在本书后面的训练中解决这个问题。

在前面的两章中，你已经了解了脊柱解剖结构和将要进行的训练类型。在开始训练之前，你需要清楚自己的健身水平：你的起点是什么？为了了解这一点，下一章将进行自我评估。这将为你提供一个基线，你在变得更强壮后可与之进行比较，并识别出所有的危险信号，这些信号表明你可能还没有准备好继续前进，或者你可能需要先咨询你的医生或物理治疗师再继续。

第3章

自我评估

几年前，我和一位受人尊敬的讲师一起参加了一个研讨会。他问了我们一个问题，而他的回答使我倍感困惑。他问："所有的客户都需要评估吗？"当他说"不，不，他们不需要评估"的时候，我已经点头表示肯定。我简直不敢相信自己的耳朵。然后他告诉全班同学，评估是在浪费时间，因为任何训练都适合所有客户。他说："我的祖母能够和我的综合格斗选手做同样的训练。"说实话，我的第一个想法是："这真是一位了不起的祖母。"我的第二个想法是："你疯了吗？"不用说，我立刻起身离开了那场研讨会。毫无疑问，我会对来到我这里的所有客户都进行评估，因为这提供了一个了解客户并确定他们的起点的机会。如果没有起点，你将无法跟踪进度并了解客户的进展情况。许多人希望在第一次与我会面时就开始训练。一些专业人士可能会根据客户的病情和其他因素决定立即开始训练，在我看来，这是一种不恰当的行为。在了解你之前，我如何知道怎样才能帮助你实现目标呢？这就像在黑暗的房间里四处寻找电灯开关一样：如果你徘徊的时间足够长，你可能会找到开关；但是，如果从一开始就知道自己要去哪里，会不会容易得多？这也正是我们的起点——进行评估。

疼痛

"疼痛是不可避免的，但痛苦是可以选择的。"在与遭受疼痛的客户一起工作时，我想起了这句格言。随着年龄的增长，我们的身体开始逐渐衰老，疼痛会以这样或那样的方式成为我们生活的一部分。我们接受和处理这种疼痛的方式定义了我们的生活。有些人想沉溺其中，而另一些人则选择摆脱它。我们都希望自己不会感到疼痛，但学会如何管理疼痛是摆脱它的第一步。多年来，我与许多遭受疼痛的人一起工作过，我逐渐明白疼痛是非常主观的，每个人的忍耐力可能各不相同。我的一些客户有非常强的疼痛耐受性，他们去看牙医时根本不需要麻醉药。我也有一些客户，他们清醒时的每个小时都像被倒刺扎着，痛苦不堪。我尊重这些情况和客户，他们都在以自己的方式感知和体验疼痛。在开始增强体质之前，我们必须先谈论疼痛并了解一些常见词汇。太多的人只关注自己的疼痛，这限制了他们的成功，因为成功在他们眼里变得黑白分明。我们并不生活在一个黑白分明的世界里，这个世界里还有灰色以及其他颜色。当谈到疼痛时，大多数人会说他们处于疼痛之中，或者没有疼痛。所以下面我们需要谈谈疼痛的等级。

实话实说

我的客户约翰（John）的妻子有一天告诉了我一件令人震惊的事：在过去的10年里，她和约翰每次见朋友时，朋友问他的第一个问题都是"你的腰怎么样了？"他的腰痛已经成为他的身份、他看待自己的方式及他向别人展示的自己的一部分。他是一个有腰痛症状的人，他的注意力一直放在自己的局限性而不是自己的可能性上。

控制疼痛让人感觉喘不过气来，尤其是当你处于疼痛之中的时候。当你不知道该做什么，也没有办法让自己变得更好的时候，你会更加难以承受这种感觉。我敢肯定，你们中的许多人都曾看过医生、脊骨神经医生、物理治疗师、针灸师或其他治疗师。尽管尝试了所有这一切，你仍然感到疼痛。

说到控制疼痛，你最需要一样东西——信念。你需要保持一种信念，那就是一切都会变得更好。我相信思想可以成为自我实现的预言。如果你认为自己不会变得更好，你猜会怎么样？你会证明自己是正确的。但如果你坚信自己会变得更好，并竭尽所能地变得更好（这是很重要的部分），你就有可能实现自己的目标。接下来，你需要制订一个计划，你可能已经从物理治疗师或医生那里获得了一个计划，但请诚实地回答——你是否执行了计划？如果想要变得更好，你需要致力于执行计划。

你可能曾听说过这样的事情：一名运动员从伤病或手术中恢复过来，而那些伤病或手术本应该让他们休息很长一段时间，或者更糟的是，结束他们的职业生涯，但他们卷土重来，而且表现得更加坚强，像是什么都没发生过一样。他们是在基因上比你优越吗？也许吧。但他们还有变得更好的渴望和专注的决心，因为他们深知每一次训练都会让他们更接近重返赛场的目标。你必须想要实现目标，并了解变得更强壮和增强组织耐受性所需的时间，这样才可能成功。你必须相信，每一次训练都会让你离目标更近一步。

没人能帮你做这件事，你必须投入时间和精力。

本书中没有任何奇迹，我无法保证你学习到本书结尾时就能百分之百消除痛苦。要想成功，你可能需要在余生通过训练来控制疼痛。但这是你可以做到的。如果每周进行4～5次30分钟的训练就可以减轻或避免疼痛，这难道不值得吗？

对约翰来说，坚持训练需要花费大量的时间和精力，但他可以控制腰痛，让腰痛几乎不再困扰他。当他对我说："你知道我刚刚意识到了什么吗？我已经将近一个星期没有感到腰痛了。"我无法形容我有多高兴。那一刻，我知道他的情况有所好转。他的注意力不再局限于每天每时每刻的痛苦，他可以专注于自己能做的事情，而不是他不能做的事情。他可以将注意力放在自己的可能性上，而不是放在受到的限制上。那一刻我知道有人控制住了自己的疼痛。

在医学上，疼痛通常被划分为1～10级，其中1表示非常轻微的疼痛或没有疼痛，10表示极度的疼痛。1级疼痛意味着你几乎没有任何疼痛的感觉。10级疼痛的感觉像是有人在拿刀捅你。疼痛等级建立了一种大家都能理解的通用系统。

我和一位物理治疗师朋友谈论过我们的一个共同客户吉姆（Jim）。吉姆说他曾感受过8级疼痛。我和我的朋友对此发表了评论，因为吉姆后来很随意地告诉了我们有关他的周末，他做了什么，他见了谁等信息。他的行为举止与他声称的疼痛程度并不相符。我们一致认为，如果一个人经历的疼痛达到8级，那么他将会呼吸沉重、感到不适，除了专注于疼痛之外，无法集中精力做其他任何事情。尽管吉姆有些不适，但那显然不是8级疼痛。

我向大多数遭受过疼痛的潜在客户提出了一些问题。第一个问题是"你每天会经历哪个级别的疼痛？"如果他们回答6级疼痛，我就会问他们，如果将疼痛级别降到1级或2级，他们会不会感到开心。每个人都回答说："会开心。"通过适当地增强肌肉，疼痛级别几乎都能得到改善。然后我问："你是愿意在疼痛中感到虚弱无力，还是愿意在疼痛中感到强壮有力？"答案总是后者。不断增强的身体功能使你可以自由地做更多的事情。生活将不再受限制，疼痛也不会成为你选择是参与自己喜欢的事情，还是待在家里无所事事的决定性因素。我看到很多人由于担心遭受更多的疼痛，而放弃和家人一起旅行，或者不参加某项活动。通常，随着力量的增大和功能的增强，这些疼痛会减轻。

不管疼痛级别如何，我都希望你能诚实地面对腰痛的严重程度。你是否感到轻度不适或剧烈疼痛？这种疼痛是持续性的还是间歇性的？你能找到一个舒适的姿势坐着或睡觉吗，或者这是不可能的？这些就是我想让你回答的问题。

经常有人问我："我什么时候才能完全摆脱疼痛？"我总是以同样的方式回答："我不知道。"我不知道你是否能完全摆脱疼痛。如果这是你的目标，那么我尊重它并希望看到你实现它。但是，在你踏上这条路之前，你并不知道自己将会遇到什么，也不知道这段旅程将持续多长时间。

病史

正如我之前提到的，每一个到我这里来的新客户都要接受评估。我想收集尽可能多的信息，以清楚地了解他们。这些信息让我可以为每位客户设计合适的训练计划。我想尽可能多地了解他们的病史，所有骨科问题对我来说都很重要，无论它们发生在多久以前。

实际上，有人几年前脚踝或膝盖受伤了，现在出现了腰部问题，部分原因是之前的旧伤。

一位名叫阿莉（Allie）的病人就是病史影响运动选择的一个很好示例。她患有严重的膝盖疼痛，并计划进行双膝置换手术。多年来，她一直饱受膝盖病痛的折磨，并尽可能地推迟了置换手术。不幸的是，阿莉膝盖疼痛的减轻是以腰部疼痛的加重为代价的。在双膝置换后不久，她的腰痛明显增加。多年来，她一直设法以避免膝盖疼痛的方式行走和爬楼梯，这使她的腰部承受了更大的压力，导致她大量使用腰部肌肉，而不是腿部肌肉。爬楼梯对膝盖疼痛而言是最糟糕的情况。为了避免膝盖疼痛，她会提高髋部，而不是屈膝。这样做可以帮助她减轻膝盖的压力，但会使脊柱承受了很大的压力，这些改变使她感到腰部疼痛。当感到疼痛时，我们通常会改变自己正常的运动模式来避免不适。不幸的是，这可能会导致不良后果，阿莉的经历就是如此。

了解导致当前疼痛的原因对于缓解疼痛是有帮助的。阿莉的腰痛是她的膝盖疼痛引起的。当膝盖的情况有所改善时，她不得不处理后遗症——腰痛。好消息是，她的膝盖不会继续导致她的腰痛。现在，她可以把注意力完全集中在腰部，并确保自己有良好的爬楼梯技巧（即用膝盖而不是用腰部来爬楼梯）。但是，如果没有处理好膝盖问题，她会拉伸腰部来避免加重膝盖的疼痛，因此膝盖的疼痛仍会继续导致腰痛。通过了解她的膝盖和腰部的病史，我能够正确地制订出针对她的训练计划，帮助她管理目前的状况。

在了解客户病史如何影响康复计划方面，我父亲的膝盖提供了另一个示例。我的父亲在布置圣诞树的时候将半月板撕裂了。由于工作繁忙，他将手术推迟了一段时间。在这期间，他走路明显跛行，并且这种跛行在手术后很长时间一直陪伴着他。事实上，由于跛行，他的小腿紧绷成了主要问题。所有这些问题都是相互关联的：如果他来找我时就小腿紧绷、走路跛行，但没向我透露他最初受伤和手术之间的时间间隔，我可能会尝试训练那些不是他疼痛的根本原因的部位，这会延迟他的恢复。

损伤

在与客户谈论他们的病史时，我会了解他们完整的受伤记录。这包括受伤的原因，以及此后他们所做的事情。我们经常听到"我弯下腰，突然就站不起来了"或类似的话，当然，这是压垮骆驼的最后一根稻草。大多数腰部受伤都是由一段时间内事件的累积造成的。但是，严重创伤（比如车祸、摔倒或其他重大事故）也会导致腰部损伤，了解这一点很重要。

受伤的历史包括但并不限于：正确的医疗诊断，如何做出诊断（如磁共振、X线片、肌肉测试），到目前为止所采取的医疗程序或治疗方法（如手术、注射），损伤或疼痛是否因这些治疗方法而得到改善及改善程度，以及导致损伤的事件。

诊断

很多人都不知道自己的医疗诊断，这可能让人感到惊讶。我经常听到有人说"我有腰痛"或"我有坐骨神经痛"，但只有当我告诉他们真正的诊断结果时，我才开始发现真相。他们并没有试图隐瞒任何事情，只是许多人根本不知道，或者根本不了解自己的问题所在。除非你在医学领域工作，否则许多诊断听起来都像是一门外语。

我有一个客户告诉我她的腰痛，并且提到了椎管狭窄。我问她是做了什么检查得出的诊断结果，她说做了磁共振。好极了，我要求查看磁共振成像报告，她说她没带，但会拿给我。我问她磁共振检查是否表明她存在其他问题，她说没有。这是一位60多岁的女士，她想减肥，而且还有身体姿势问题，这让我怀疑椎管狭窄是否是其唯一的问题，所以我想查看她的磁共振成像报告。她之后开始通过训练来缓解椎管狭窄，但她的病情每周都在恶化。3周后，她终于拿来了她的磁共振成像报告，成像结果显示，她有滑脱和椎管狭窄。对她来说，"滑脱"只是另一个她不认识或不注意的单词。但对我来说，这是很重要的信息。有了这些新的信息，我改变了她的训练方式，她立即感觉好多了，并且病情有所改善。几周后，她的疼痛减轻了许多，能打高尔夫球了。由此可见，了解并传达正确的诊断结果非常重要，这样我才能开出正确的处方并进行正确的训练。如果你还没有进行诊断，强烈建议你先进行诊断。诊断通常涉及磁共振和X线片检查，这对于确保你进行正确的身体训练非常重要。请记住，去看骨科医生并不意味着你必须做手术。手术是多种情况下的一种选择。一位好医生会尊重你的选择，无论你想尝试物理疗法，还是想通过训练来控制病情。

既往手术

下面让我们简单谈谈手术。我有许多客户不愿去见骨科医生，因为"他们只想做手术。"通常情况并非如此。外科医生比较擅长的就是做外科手术，他们知道自己可以帮你做手术，但他们也知道，根据病情的轻重，可能存在其他选择。一个好的医生会在做手术前用尽其他方法。

在进行手术之前请记住，手术通常会永久性地改变身体结构。无论是移除骨头、融合椎骨，还是其他类似的侵入式手术，都将终生改变你的脊柱结构。在进行手术之前，我会先尝试所有其他替代方法。然后，在其他方法都不管用的时候，我才选择接受外科手术。虽然手术可能是必要的，但应是最后的手段。

实话实说

许多年前，在打高尔夫球时，我的左肩出现了严重的疼痛，这种疼痛持续了很长时间，以至于我的左臂的使用都受到了极大的限制。我变得非常绝望，以至于当医生说手术是一种选择时，我马上就做了。当时医生说还有其他选择，但我很固执，认为手术是最终的治愈方法。然而手术后疼痛没有立即缓解，而是变成了一个超过9个月的折磨。而后我了解到，不管是否做手术，我都需要做康复治疗。当我与一位物理治疗师朋友交谈时，她相当肯定地告诉我，如果我当初坚持进行康复治疗，我可能会在更短的时间内获得同样的结果。

我认识的大多数医生都会在手术前尝试所有的替代方法。首先，他们可能会建议使用抗炎药。炎症需要立即处理，对于某些人来说，消炎和休息就可以解决问题，尤其是在急性（开始）阶段。下一个建议通常是物理疗法。真正优秀的物理治疗师可以找出适合你的训练方式，还可以使用其他方式（比如手动身体检查、超声波检查和肌肉刺激）来帮助你控制疼痛。如果还是不行，医生可能会建议你进行硬膜外注射，这是一个更具侵入性的治疗方法。只有在用尽所有这些治疗方法后，才应考虑手术。但你需要记住，手术后的恢复过程需要时间，你需要让你的身体有时间来恢复。不要指望奇迹发生，也不要期望你的腰痛会在一夜之间痊愈。

自我评估

我住在美国华盛顿特区，你不大可能来我这里，所以在开始之前，请你做一个自我评估，让我对你的情况有一个基本的了解。我经常告诉我的学生，如果某些事情无法衡量，那自我评估就没什么意义。你应该知道自己从什么地方开始，这样才能了解自己已经走了多远。

自我评估很容易做到，你只需要3样东西：地板、墙壁和照相机（你的智能手机就可以胜任此工作）。你要寻找的是姿势偏差和肌肉失衡，这些问题在你的身体上表现为与常态不符。我们所有人都希望实现并保持一种理想的姿势。对某些人来说，这种姿势可能是一个不切实际的目标，但我们应改善自己，使我们更接近理想的姿势。请在每次评估时给自己拍张照片，这将为你提供真正可衡量的前后比较，你会看到照片中的区别。

姿势评估

什么是良好姿势？克利夫兰诊所（Cleveland Clinic）对其的定义是"站着、坐着或躺下时，身体保持直立（抵御重力）的姿势。良好姿势包括训练时你的身体在站立、行走、坐下和躺下时，或在负重活动中采用的对支撑肌肉和韧带产生最小压力的姿势。"你应该能够使身体保持良好姿势，让身体自由活动，同时为所有关节提供适当的稳定性，将其保持在适当的位置。良好姿势与动作效率和轻松移动紧密相关。

还记得你小时候和朋友们一起玩吗？那时你的身体只是在移动，你根本没想过怎样让移动既轻松又高效。而良好姿势或多或少地满足了你的要求，它支持你完成想要做的所有动作。

在你扭动、转动、跑、走、爬、跳时，你的身体可以很好地为你提供支持。随着年龄的增长，由于不使用或过度使用身体，我们的身体会变得僵硬，我们逐渐失去了正确的脊柱曲度姿势。这可能是由于我们的身体承受了太多的重量，也可能是由于我们坐在办公桌前或看电视时太过懒散。这些不良姿势以及其他糟糕姿势，导致了你现在的姿势。通常，环境是不良姿势产生的罪魁祸首。比如你的办公椅不舒适、电脑显示器的高度和角度不合适、经常使用手机（低头发短信是不良姿势产生的一大原因）以及汽车座椅的位置不正确，所有这些都会影响你的姿势。

大约10年前，我在和一位物理治疗师朋友聊天时，她注意到我的姿势还有改善空间。她建议我买把直椅背的椅子放在办公室和家里。我以为她疯了。我是不是再也无法舒服地坐着？在我看来，这是一个相当严厉的建议。但我认为有一个折中的方法，可以让所有人都受益。

我建议在办公桌或计算机上摆一个计时器，你可以将其设置为每小时提醒一次。当闹钟响起时，请调整你的姿势，并尽量保持30～60秒。不要强求，只需温柔地纠正即可。将双脚平放在地面上，下巴稍微收起，头向后拉，稍微挺起胸部，然后坐在"坐骨"（臀部的骨头）上，让自己坐得挺拔一些。大约一个月后，将计时器的倒计时时间减少到40分钟，然后将其减至30分钟，以此类推。当倒计时时间降至15分钟左右时，你会惊讶地发现，调整姿势变得很容易。在减少计时器倒计时的同时，你可以增加保持良好姿势的时间。从30秒开始，逐渐增加到2～3分钟。随着时间的推移，你会发现自己这些小的姿势肌的耐力越来越强，而且长时间地保持良好姿势变得更加容易。

你是否需要其他理由来改善和保持正确姿势？还记得我们在第1章讨论过的脊柱曲度吗？我们希望它们是柔和的曲度，而不是陡峭或夸张的曲度。任何过度的脊柱弯曲都会给脊柱和其周围组织造成不必要的压力。如果你拥有这样过度的脊柱曲线，后凸（胸椎）畸形和前凸（腰椎和颈椎）畸形的可能性会增加，椎间盘承受的压力也将增加。让我们面对现实吧，一天中的大部分时间我们的身体都会表现出不良姿势，所以这些压力是相当恒定的。当我们长时间保持一个姿势时，情况会变得更糟。我听很多客户说，他们会在办公桌前一动不动地坐上好几个小时，这对脊柱来说非常可怕，因为脊柱需要活动。请记住，椎间盘是通过活动来获得润滑的。适当的姿势（甚至是改善的姿势）会减轻椎间盘的压力，并让它们能够以最佳的方式运动。

这种自我评估需要别人给你拍两张照片：一张从后面拍，另一张从侧面拍。我说的拍照不是指自拍。

我希望有人在离你足够远的地方拍摄照片，使你的整个身体都处于画面中。我希望你放松身心，不要试图保持完美的姿势。我想要看到一个自然的姿势，因为我需要准确了解你的起点，这是对现实情况的一种检验。大多数人在拍照时都会尽量强调自己的优点，避免展示自己的缺点。就好像我有一个朋友很在意自己的体重，所以每次拍照时，她都站在别人身后，只露出自己的脸。但在这些自我评估的照片中，你不能隐藏任何信息。这张照片只给你自己看，不给别人看。你应该穿一些能够展示你的体型的衣服。对于女性，建议选择合身的紧身裤和运动文胸。对于男性，短裤和不穿上衣通常是最好的选择，上半身至少应该穿合身的背心或汗衫。你应该在你的照片中寻找姿势问题，并将其与图3.1进行对比，然后回答图3.2中的问题。

姿势问题主要包括以下几个方面。

- 摇摆背。肋骨位于臀部后面，导致腰部压力增加。这通常表现为圆肩和头部前倾（参见图3.1a）。
- 腰椎前凸。腰部形成一个很大的弓形，导致腰椎间盘的压力增加、骨盆前倾（向前倾斜），以及腘绳肌和屈髋肌紧绷（参见图3.1b）。
- 胸椎后凸。这通常表现为圆肩、头部前倾、骨盆下缩（参见图3.1c）。
- 平背。这种情况是指你的脊柱比正常情况更直。脊柱弯曲程度降低，使颈椎、胸椎和腰椎扁平化（参见图3.1d）。

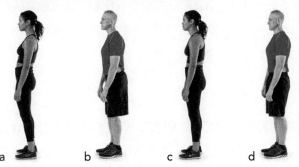

图3.1 主要姿势问题：(a) 摇摆背，(b) 腰椎前凸，(c) 胸椎后凸，(d) 平背

侧面

看看从侧面拍的照片。从头部开始一直往下，然后回答以下问题。

你的头部向前倾吗？	是	否
你是否存在圆肩？	是	否
你的手掌是朝向身后吗？	是	否
你的肋骨在骨盆后面吗？	是	否
你的腰部是否有过度的曲度？	是	否
你的腰线是否向前倾斜？	是	否
你的膝盖被锁住了吗？	是	否

后面

看看从后面拍的照片。从头部开始一直往下，然后回答以下问题。

你的头部是否处于抬起状态？	是	否
是否一边肩膀比另一边肩膀高？	是	否
你的肩膀是否在臀部上方出现侧向倾斜？	是	否
是否一边的臀部比另一边高？	是	否

源自：B. Richey, *Back Exercise*.(Champaign, IL: Human Kinetics, 2021).

图3.2　姿势评估检查表

　　别担心，每个人的姿势都有一些问题。你要找的不是微小的问题，而是较大的问题。微小的姿势问题通常与日常生活息息相关，比如你如何携带钱包、公文包，或者打手机时是否将手机夹在肩膀和耳朵之间。即使不使用手机，这种姿势可能也会导致头部稍微倾斜。如果你努力地寻找某样东西，那么你一定会找到它，或者更准确地说，你会创造它。因此，请忽略这些微小的问题，将注意力放在明显的问题上。请记住，这是一个起点。当你变得更强壮，腰痛减轻的时候，你可以重新查看这些照片，看看你的整体姿势是否发生了变化。

墙壁测试

　　这种自我评估将评估你的腰部的曲度，即检查你是否存在脊柱前凸。每根脊柱都有一定的曲度，但曲度太大会导致压力增加，给脊柱施加不必要的压力，最终会导致疼痛。

要对此进行评估，你需要背部和脚跟贴墙，靠墙站立。（对于那些臀部比较丰满的人来说，可能需要让脚跟离墙远一点。）用手评估墙壁和腰部之间有多少空间，并确定该空间的位置。理想情况下，应该能够将手平放在腰部后面（参见图3.3），墙壁和手之间的空间应该相对较小，只有几英寸（1英寸=2.54厘米，此后不再标注）左右。如果你能将握紧的拳头塞进这个空间，那么你的脊柱前凸可能有点儿严重。我的一位同事休·希茨曼（Sue Hitzmann）对此给出了一个很好的比喻。她说你的腰部应该像池塘上的小桥，而不应该像大桥。你的腰部应该有一个小而柔和的曲度。

要评估的另一个方面是曲度所在的位置。有些人在肚脐后方有较缓的曲度，这个位置就很理想。但是，有些人的曲度位于更高的位置，并一直延伸到中背部。进行自我评估的时候，请确定你的曲度是在肚脐后面还是在更高的位置。较高的中背部曲度通常意味着胸腔和胸部区域的肌肉紧绷。下一项自我评估将进一步讨论这个问题。

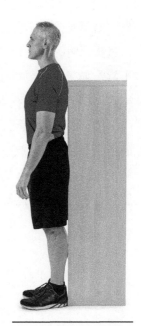

图3.3　使用墙壁测试评估脊柱前凸

仰卧过顶伸展测试

仰卧过顶伸展测试用于评估胸椎和胸腔的活动能力。理想情况下，胸椎应该能够自由伸展和旋转。胸椎活动受限会导致或加剧腰痛。如果胸椎活动受限，腰椎就需要承受超出其能力范围的压力，这可能会导致其损伤。这项评估应在地板上进行，床太软，无法给你提供准确的结果。该测试分为两部分，两部分都要求躺在地上，膝盖弯曲90度，双脚平放在地面上。

在测试的第一部分，你会像在墙壁测试中所做的那样，将手放在腰部后面。你的曲度位置在哪里，曲度有多大？你的肚脐下面是否有一个小曲度？是否存在中背部曲度，并且一直延伸至肋骨下部？注意曲度所在的位置和曲度大小。

测试的第二部分从放在身侧的双手开始。保持手臂伸直，将双手举到胸部上方（参见图3.4a），然后继续将手臂举过头顶，直到手臂贴近耳朵（参见图3.4b）。感受手臂从身体两侧移动到耳朵时身体发生了什么。你是否觉得自己的曲度在增加或曲度延伸到了背部更高的位置，或者曲度仍保持在腰部较低的位置？当手臂举过头顶时，你是否感觉到胸腔向上抬起并向后倾斜，你的肋骨是否保持稳定和正常？如果感觉到曲度向上延伸了1英寸并且曲度增大，同时感觉到肋骨张开，则表明你的胸部区域肌肉紧绷，你需要解决这个问题。

　　躺下的时候，我还希望你能注意到自己的头部在做什么。你的头部在没有枕头的情况下会在地上放松吗？在躺下时，你的眼睛和鼻子指向哪里？如果你的眼睛和鼻子倾斜，仰视头部而不是直视前方，这是另一种肌肉紧绷的迹象。当我们的胸椎感到紧绷，可能会让腰椎承受更多的压力。

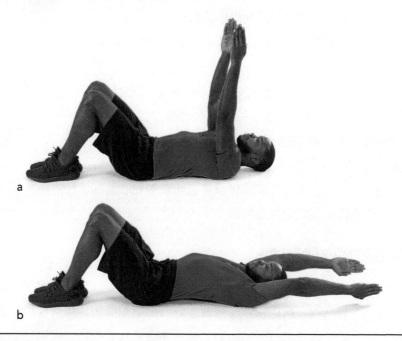

图3.4　用仰卧过顶伸展测试评估胸椎活动度

托马斯测试

　　这种自我评估可以评估你的屈髋肌的紧绷度。屈髋肌紧绷通常伴有腰痛。托马斯测试以英国骨科医生休·欧文·托马斯（Hugh Owen Thomas）博士的名字命名，他发明了这种测试来排除髋关节屈曲挛缩的可能性。[2]多年来，该测试通常用于评估屈髋肌、股四头肌和髂胫束的紧绷度。下面介绍的是该测试的改进版。

　　仰卧，双脚着地，膝盖呈90度角，一侧膝盖紧贴胸口，另一侧膝盖抬高，以将两个膝盖都拉到胸口（参见图3.5a）。这将使你的腰部变平，并稳定你的骨盆。在这个测试中，绝对不要让你的腰部拱起，而应让它平放在地面上。将左腿伸直，放在地上（参见图3.5b）。（如果其中任何一个动作引起你的腰部疼痛，请停止该测试。在某些情况下，让腰部变平可能会导致不适。）

你能否将小腿平放在地板上？如果能，那么你的屈髋肌就不是太紧绷。但如果你不能，或者你的腿悬挂在地板上，那么你就需要解决屈髋肌紧绷的问题。第6章将介绍屈髋肌伸展训练。

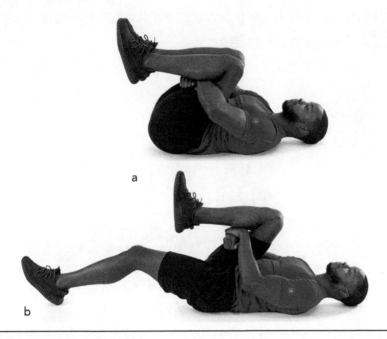

图3.5 用托马斯测试评估屈髋肌的紧度

桌面保持测试

这种自我评估可以评估你在静态姿势下的腹部耐力。腹部和核心的力量对于改善腰部的疼痛至关重要。[3]你需要评估这些肌肉目前的耐力水平，以确定你的起点。这种评估本身也是一种很好的练习。

这种自我评估是定时进行的。仰卧地上，双脚平放在地面上，抬起一条腿，使膝盖位于髋部的正上方，膝盖弯曲成90度，然后将另一条腿放在旁边。你的小腿应该与地板平行，形成一个桌面的姿势（参见图3.6）。在整个测试中，确保头部保持在地上，将下巴抬到胸前是一种作弊行为。以舒适的方式尽可能长时间地保持这个姿势。该姿势应该不会引起任何紧张或疼痛。如果引起任何肌肉紧张或疼痛，请停止该测试。你无须与任何人竞争，该测试只是用于确定你的起点。对某些人来说，仅仅是进入桌面姿势就可能引起疼痛。

有一段时间，我的腰部总是感觉不舒服，以至于做这个动作时抬起第二条腿就会产生不适，而且我发现自己在保持悬垂状态时有点儿肌肉紧张。如果你遇到了这种情况，请不要担心。如果你发现自己可以坚持30秒或更长的时间，这非常不错，表明你已经拥有了一些核心力量。随着训练的进行，你会发现自己的核心力量会显著增加，耐力水平也会随之提高。

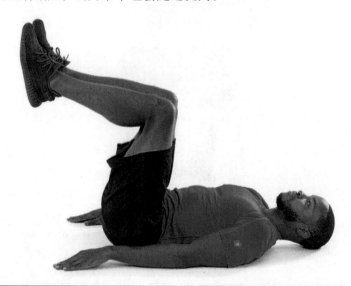

图3.6　使用桌面保持测试评估腹部耐力

疼痛意识日志

接下来，我希望你记录疼痛意识日志。你无须购买任何特别的东西，只需使用普通的作文本、笔记本，甚至是手机上的笔记应用程序。我希望你对自己诚实，认真评估每天的不适程度。有些人会抓住自己的疼痛不放，疼痛已经成为他们生活的一部分。记录自己的情况会让你更容易确定自己真正的疼痛程度，并且你将开始了解疼痛的持久性，这会让你更容易放手。

在日志的开头，我希望你回答几个问题，如果你不能立刻给出答案也没关系，你可以随时随地添加答案。第一个问题是"你今天的疼痛级别是多少？"你需要一个起点，以便以后进行比较。你无须对此问题进行深思，听从你脑海中浮现的第一个数字即可。

第二个问题是"什么会使疼痛加剧？"是否有导致疼痛加剧的特定动作？很久以前，我有多个椎间盘膨出或突出，我一直通过训练来加以控制。我知道，如果我坐下并将身体向左边侧弯，会导致疼痛发作，所以我会尽量避免这种动作。你的疼痛可能并不是由一个简单动作引起的，也许引起疼痛的是一个复杂动作或一系列的动作，也许是从椅子上站起来、在床上打滚、走下楼梯，或者是长时间的散步。这些活动中的每一个动作都表明了不同的问题。如果从椅子上站起来会加剧你的疼痛，这可能表明你的屈髋肌很紧绷，你很难坐直，或者你的核心和下半身力量很弱，无法支撑自己站起来。该疼痛可能预示着你需要做更多的运动，因为久坐是罪魁祸首。那么，是什么使疼痛加剧呢？请记住，你可以随时往这个日志中添加内容。如果你意识到其他动作也会引起疼痛，请将其记录下来。

下一个问题是"怎么做能缓解疼痛？"有什么东西可以缓解你的疼痛吗？我有一个大学时的朋友，她在浅水中弯腰、蹲下和扭动时，严重损伤了腰部。她当时不适应做这些动作，这确实让她感到疼痛。唯一让她感到舒服和放松的就是坐在我那张老旧的躺椅上。出于某种原因，这减轻了她腰部的所有压力，使她感到舒适，甚至能够让她入睡。有什么能让你感觉好点儿的方法吗？是坐着、躺着，还是活动和训练？记下能让你感觉好些、能减轻你的疼痛的方法，并确定每次这样做都有帮助，这能揭示出最适合你的姿势。例如，也许站着让你觉得最不舒服，一旦坐下，这种不适感就会消失；也许让腰部平坦并保持骨盆后倾会让你感觉好些，至少在开始时如此。对其他人来说，可能就像我的朋友那样，只是坐在躺椅或舒适的椅子上就可以减轻腰部的压力，让人放松下来。你应该找出可以让你感到放松的姿势或东西。

疼痛意识日志是你写给自己的，而且只写给你一个人。有很多不同的方法来使用它，我希望你能找到最适合自己的方法。一种方法是在一天结束时记录疼痛级别。你可以试着回想一整天的情形，真实地评估自己的疼痛。这是使用该日志最简单、最快的方法，但还有其他选择。

你可以更详细、更具体地进行记录。例如，假设在醒来时，你的疼痛级别是2级或3级；当你四处走动时，你感觉好些，此时的疼痛级别可能会降至1级或2

级；然后你整天坐着工作，腰部绷得紧紧的，到下午5点时，疼痛级别已经是4级或5级；当你回到家中，晚上睡觉的时候，疼痛级别只有1级。这种方法很有帮助，因为它不仅可以使你保持诚实，还能识别疼痛模式。这种模式告诉我，运动似乎有所帮助。如果当你醒来时，身体的僵硬感会因你四处走动而有所缓解；久坐不动之后，情况变得更糟；在下班后，疼痛得到很大程度的缓解。那么你可以评估一下你的办公室环境，确保它对你的身体是最好的，令其符合人体工程学很重要。我还建议你每隔一小时站起来一次，做一些简单的活动，让你的身体在一天中保持运动。如果你发现自己在周一感到很不舒服，但随着一周的进行而逐渐感觉好些，到了周五你感觉非常不错，然后在接下来的周一你又感觉更糟，你该怎么办？这表明你周末所做的事情可能会使事情变得更糟。我的一些客户在周末会花几个小时做园艺活动，却从未意识到数小时弯曲和扭转的动作可能会使情况变得更糟。有客户指责我，声称他们由于上次的训练而感到疼痛。但稍微调查一下就会发现，他们进行了长时间的徒步旅行，或者做了一些园艺工作。他们的身体可能没有为这些活动做好准备，从而导致了炎症和疼痛。但与此同时，我感到非常高兴，因为他们觉得自己可以进行这些活动，他们不害怕尝试。要知道有时候疼痛会让我们的生活变得非常受限。随着时间的推移，当他们变得更强壮时，他们将能够在无痛的情况下进行这些活动。

写日志可以让你意识到自己的真实感受并诚实地面对它，同时可以帮助你识别出一些有助于让你在日常生活中做出改变的方法，从而降低你的疼痛级别。随着时间的推移，你的总体疼痛级别开始下降，直到疼痛不再是你的日常问题。这本日志不应永远记录下去，只应记录一段时间，尤其是在开始的时候。我注意到，当人们开始感觉好些，不再需要记录日志时，他们就会停止使用日志。

评估很重要，它是一个能展示你3～6个月的进步程度的指标。从现在开始3个月后重新测试一次，然后过3个月再重新测试一次，你应该会看到进步。请记住，痛苦并不总是成功的最佳指示。随着你变得更强壮，你的疼痛级别应该有所降低。我真的希望你将注意力集中在你能做的事情上。你是否比开始训练之前能更好地举起物体、搬运物体、行走和移动？这就是我对你们的祝愿。

第2部分

训练

约瑟夫·普拉提（Joseph Pilates）曾经说过："身体健康既不能通过一厢情愿来实现，也不能通过直接购买来实现。"他的说法完全正确。你可能会觉得自己购买了本书，已经迈出了重要的一步，但如果你只是将它束之高阁，它不会有任何作用。仅仅阅读关于训练的内容，却不去做，也不会让你的腰部疼痛得到任何改善。你已经购买了本书，现在你正在阅读它，是时候采取行动了；是时候迈出第一步，控制你的腰部疼痛了；是时候开始运动了。如果你已经读过了第1部分，对解剖学有了基本的了解，你可以直接跳到第3部分，了解自己的疼痛。现在，你已经准备好学习帮助你控制病情的特定训练了。

你应根据自己的病情，查看计划表中列出的第一个月的训练，其中应该有8~12个训练。这些训练被划分到第2章介绍过的脊柱稳定阶段。开始时，你将花大部分的时间在地面上进行脊柱稳定性训练，最后会增加一部分柔韧性训练。随着训练的推进，你会发现自己正在进行多种不同的训练，涉及不同的姿势，这些训练的目标是让你获得用任何姿势（躺着、坐着或站着）做运动都没有疼痛感的能力。

本部分非常详细地介绍了这些训练的形式和表现，以确保你正确地进行训练，且不会有进一步受伤的风险。你应花点儿时间并集中精力进行训练，许多人只是在走过场，没有从训练中获得最大的收益。如果你将注意力集中到每一项训练上，最终你会获得回报。

当你第一次做这些训练时，你可能会花费比预期更长的时间。别担心，随着你的进步和效率的提高，你会更快地完成它们，不要着急。我的大多数客户每次会花费15~30分钟的时间进行训练。为了稳定和加强你的脊柱，这个要求并不高。

完成一个月的训练后，请继续下一个月的训练。在重复几次之后，你会惊讶地发现完成这些训练是多么容易。如果你想在继续后面的训练之前重复训练一个月，请注意——在你真的能够很舒服地完成训练之前，重复训练一个月并没有什么坏处，你应听从你身体的意愿。有些客户认为某种训练能给他们带来最大的改变。如果你发现确实存在这种情况，请在每月的训练中添加该训练（如果尚未添加）。每个人的最佳训练方式都是不同的，你需要听从你的身体。做一些训练，你会变得更强壮，最重要的是，你的脊柱会变得更稳定。稳定的脊柱意味着你可以有一个强壮的身体，并减轻或消除疼痛。以下这些训练可以帮助你步入正轨。

第 4 章

仰卧和俯卧运动

"出于好奇，我想问一下，我们什么时候才能脱离基础，做一些真正的训练？"你可能无法相信人们问我这个问题已经问了多少次。无论谁来我的机构，都要从基础训练开始做起。基础训练的重点是建立一个坚实的基础，而脊柱稳定性训练是这些训练的基石。

当你建造房子时，将大部分时间和精力花费在最后的装饰上对你可能有着强烈的诱惑。从电器到油漆再到地板，所有这些赏心悦目的视觉效果很容易让人联想到房子完工时的样子。然而，那些枯燥却至关重要的元素（油漆和面漆之外的基础设施）需要花费大量的时间、精力和预算。如果你在一个脆弱的地基上建造你的房子，它将不会持久。你身体的情况与此完全相同。

我们将由内而外地打造你的身体，请你将注意力集中在基础上，而不是集中在你从镜子里看到的肌肉上。要知道，脊柱稳定肌肉是腰椎最深处的肌肉。这些基础训练主要以仰卧姿势进行，也称为完全支撑训练。因为你是仰卧的，所以地面会给你提供大量支撑。这些训练要求你在开始时就全神贯注。实际上，很多人都告诉我，这部分训练感觉更像是对大脑的训练。如果可能的话，请你找一个没有干扰的地方进行训练。你对训练的关注越多，从中得到的收益就越大。

再回到这个问题上："我们什么时候才能脱离基础？"我的回答是：一旦掌握了这些训练，并开始打造一个更稳定的脊柱，你将获得进入下一阶段（部分支撑脊柱稳定性训练）的资格，我们将在下一章介绍这些训练。

仰卧运动

　　此处介绍的运动都是在仰卧姿势下进行的，我们认为这是一种完全支撑的姿势，因为你的整个背部都放在地上。这是你在训练过程中可以获得的最大外部支撑。

　　在所有这些训练中，请轻轻地激活你的凯格尔肌肉（骨盆肌肉），保持中立脊柱（无论你的状况如何定义中立脊柱），并将注意力集中在没有动的部位（即脊柱和骨盆），而不是运动的部位。所有的训练都从10次重复开始，最多可以重复30次；从2组训练开始，最多增加到3组训练。

锻炼凯格尔肌肉

　　我敢肯定，你们中的一些人已经了解了凯格尔肌肉。但有很多人，尤其是男性，对凯格尔肌肉一无所知。事实上，有人推测凯格尔肌肉是男性解剖结构中利用率最低的肌肉。

　　当我们谈论凯格尔肌肉时，我们实际上是在谈论盆底肌肉。将你的骨盆想象成一个碗，你的盆底肌肉会形成碗的衬里。当这些肌肉收缩时，它们会将骨盆拉到一起，为骨盆提供内部支撑。如果没有这些肌肉，骨盆内的脏器就无法存在。

　　你可能希望这些盆底肌肉在训练过程中活跃起来。它们（梨状肌、尾骨肌、提肛肌和会阴）附着在骨盆、骶骨和尾骨上，共同协作抬起骨盆，像吊床一样。我们既不希望这些肌肉过于松弛而下垂，也不希望它们太过紧绷。（如果收缩这些肌肉会引起不适，请咨询医生。）它们附着在脊柱的最下部，因此它们是在训练中提供支撑的重要肌肉。

　　那我们如何利用凯格尔肌肉呢？感受凯格尔肌肉的最简单方法是想象憋尿的感觉。

　　现在你已经确定了这些肌肉的位置，需要注意的是你无须让它们太过紧绷。事实上，情况正好相反，我们利用它们的时候只需施加30%的最大挤压力。换句话说，我们应该轻轻握住它们。我将再次使用握住一只小鸟的比喻。想象一下你正握着一只小鸟，你想牢牢握住它，这样它就不会飞走，但又不想抓得太紧，以免弄伤它。轻轻握住即可，在整个训练中你都应该将这一点牢记于心。

屈膝垂降

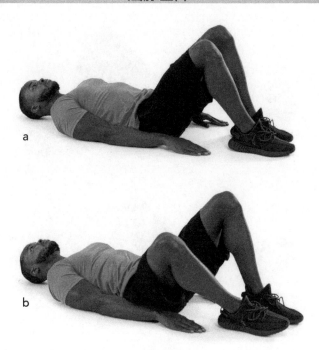

目标

在移动髋部的同时保持脊柱稳定。保持骨盆水平且稳定，不让其左右扭动。

开始姿势

仰卧，曲膝90度，双脚平放在地面上（a）。你可以将手放在髋骨旁作为一种反馈机制。

运动

慢慢地将一侧膝盖向一侧地面靠近，以尽可能慢的速度移动（b）。让脚随着膝盖旋转，无须将脚平放在地面上。大多数人的骨盆只有在膝盖倾斜30～45度时才会开始移动。在盆骨发生移动的时候停止，然后慢慢让膝盖恢复到起始位置，并在另一侧重复此动作。现在膝盖能倾斜多少度并不重要，随着时间的推移，你会在保持脊柱不动的同时获得更大的活动范围。当腿部肌肉出现"震颤"的时候，你就知道自己的速度已经足够慢了。这是一件好事，意味着骨盆处较小的肌肉正在激活。如果你移动得太快，就会绕过这些较小的（稳定）肌肉，而只使用较大的（运动）肌肉。

脚跟滑动

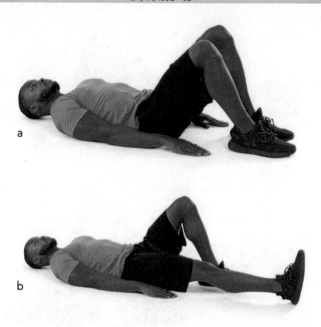

目标

在伸展腿部的同时保持脊柱的稳定。保持骨盆水平，使其在腿部伸展时不会发生倾斜。在这个训练中，不要让腰部拱起或让腰部变平，保持脊柱中立。

开始姿势

仰卧，膝盖弯曲90度，双脚平放在地面上（a）。最好在脚可以滑动的地方进行此训练。

运动

在保持脊柱中立的情况下，尽量沿着地面滑动脚后跟，使一条腿慢慢向前伸展（b）。脚不需要平放在地面上，鞋后跟与地面保持接触即可。你可以完全伸展，也可以只伸展一半，这都没问题。在不改变脊柱角度的情况下尽可能伸展得更远，然后回到起始位置，并在另一侧重复此动作。

抬腿

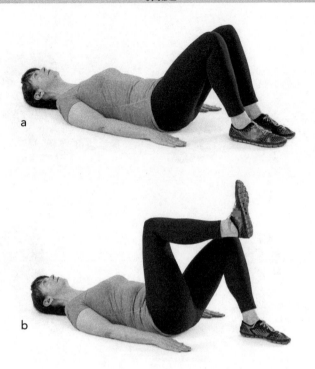

目标

在抬腿的同时保持脊柱的稳定，防止骨盆塌陷，以及向前或向后扭动或倾斜。

开始姿势

仰卧，膝盖弯曲90度，双脚平放在地面上（a）。

运动

抬起一侧膝盖，使大腿垂直于地面（b）。将该侧腿放回地面，并在另一侧重复此动作。虽然这看起来很简单，但是在我的工作经验中，只有几个人在第一次时正确完成了此动作。在重复此动作的时候，请你注意休息的腿在做什么。它应该处于休息状态，但是大多数人倾向于用那条腿向下推，以便利用腿部肌肉来稳定骨盆和脊柱，而不是使用核心肌肉。我希望你集中精力让休息的腿保持放松，确保在抬起活动的腿时它不会向下推。如果动作是正确的，你会感觉到腹部（核心）肌肉更多地参与。交替使用双腿完成此动作，每次用一侧腿完成此动作时放松另一侧腿。

向上抬腿

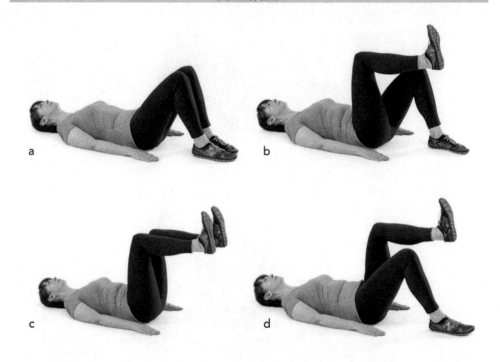

目标

保持脊柱稳定，双腿抬起，形成桌面姿势，然后再放下来。在整个训练过程中，请勿使腰部拱起或压平，保持中立脊柱。

开始姿势

仰卧，膝盖弯曲90度，双脚平放在地面上（a）。

运动

向上抬起右腿，直到该腿处于桌面姿势（b）。稳定骨盆，利用核心肌肉抬起左腿，使两条腿都处于桌面姿势（c）。短暂保持该姿势后，放下右腿，再放下左腿（d）。在下一次重复此动作的时候，先抬起左腿，再抬起右腿，然后放下左腿，再放下右腿。交替使用双腿作为启动腿。

仰卧放腿

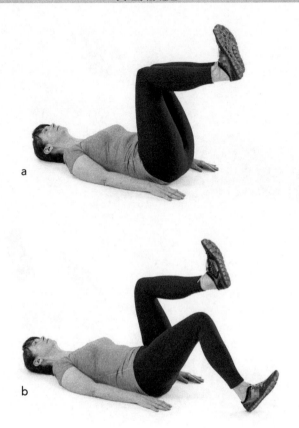

目标

放腿时保持脊柱稳定。桌面姿势时将膝盖保持在肚脐上方，不要让膝盖移向胸部。在整个训练过程中保持中立脊柱。

开始姿势

仰卧，膝盖弯曲90度，双脚平放在地面上。抬起一条腿形成桌面姿势，然后抬起另一条腿，并保持桌面姿势（a）。

运动

慢慢地放低一条腿，直到脚落到地面上或腰部形成拱形，无论哪个先出现（b）。如果你感到腰部开始拱起，那就停止，抬起腿回到桌面姿势。用另一条腿重复此动作，将其降低至地面上，然后再抬起回到桌面姿势。确保每次只将一只脚放到地面上，如果同时放下两条腿，有可能会拉伤腰部。

高级踢腿

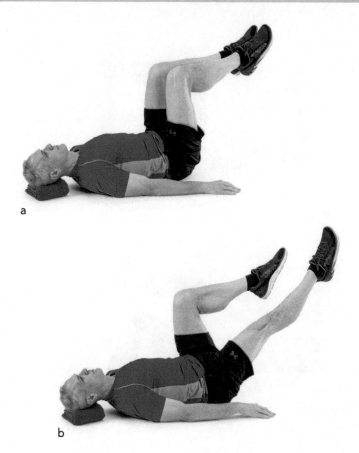

目标

在踢腿时保持中立脊柱。不要让腰部拱起或压平。

开始姿势

仰卧，膝盖弯曲90度，双脚平放在地面上。抬起一条腿形成桌面姿势，然后抬起另一条腿，并保持桌面姿势（a）。

运动

以45度角将一只脚踢向空中（b），然后回到起始位置，用另一只脚重复此动作。确保在踢腿过程中腰部不会拱起，如果腰部拱起，请将脚抬高一点儿，而不是将脚放低。这样可以缩短腿部的杠杆，使训练变得更容易。确保每次训练时骨盆保持稳定。

死虫动作

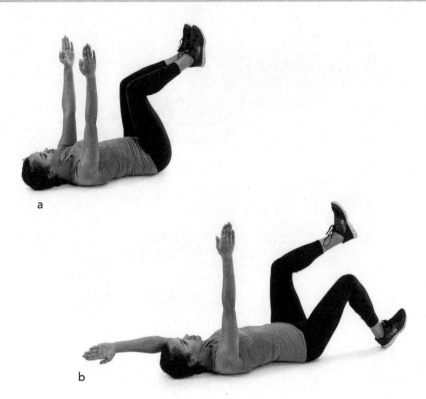

目标

结合上半身和下半身的运动，同时保持脊柱稳定。在整个训练过程中保持中立脊柱。

开始姿势

仰卧，膝盖弯曲90度，双脚平放在地面上。抬起一条腿形成桌面姿势，然后抬起另一条腿，并保持桌面姿势。将手臂举到胸部上方（a）。

运动

将一只脚放到地面上，同时将对侧手臂向后伸展，伸过头顶（b）。手臂和腿都恢复到起始位置，然后换对侧的手臂和腿重复此动作。由于此训练需要较好的协调性，你可以让保持在起始位置的手和膝盖接触。这将使训练变得更容易，并让腹部更多地参与运动。当一侧手臂和腿伸出时，另一侧手会触碰到另一侧膝盖，并会施加一点儿压力。

蚌式锻炼

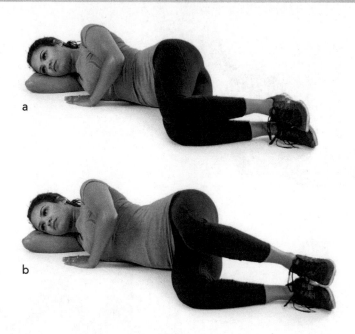

目标

在移动臀部时保持脊柱稳定。这个训练会唤醒并增强臀中肌。

开始姿势

侧卧，膝盖呈90度角，髋部大约呈45度角，双脚叠放。髋部微微前倾，使上膝盖在下膝盖的前面（a）。这有助于将髋部锁定在适当的位置，并限制其后退的幅度。

运动

保持髋部不动，抬起上膝盖，同时保持两脚并拢（b），然后回到起始位置，在身体的另一侧重复此训练。如果膝盖抬得不够高，请不要担心，这很正常。此训练的重点是髋部不能后退。在抬起和放下腿的时候，髋部必须保持完全静止。

仰卧过顶伸展

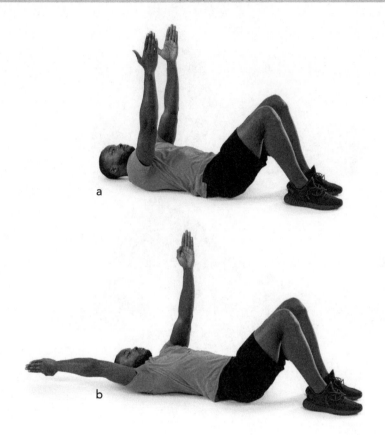

目标

在腰部不拱起的情况下将手臂举过头顶。伸展的范围没有在整个训练过程中保持中立脊柱重要。

开始姿势

仰卧，脊柱处于中立位置，双臂在胸前伸直（a）。

运动

在保持中立脊柱的同时，将一侧手臂缓慢地移到头部上方，不要让腰部拱起（b）。让手臂回到起始位置，然后用另一侧手臂重复上述动作。

直背臀桥

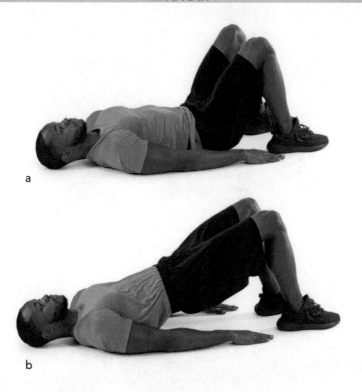

目标

髋部伸展时保持脊柱稳定。这个训练会激活和增强臀大肌。

开始姿势

仰卧，膝盖弯曲90度，双脚平放在地面上（a）。

运动

在保持脊柱中立的情况下，脚跟向下压并使臀部抬离地面（b）。很多时候，臀部抬得太高会使腰部曲度过大，导致腰椎过度受压。因此在整个训练过程中，不要将臀部抬得太高，也不要拱起腰部，保持中立脊柱。

将臀部放回地面，并重复此训练。

健身球骨盆倾斜

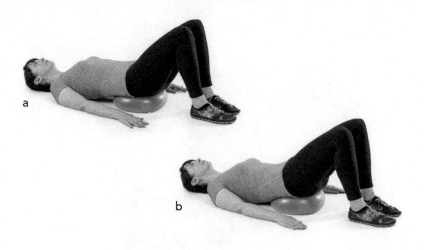

目标

帮助骨盆自由活动，使腰部变得更灵活、更柔软。

设备

稍微有点膨胀的健身球，通常2～4口气就足够了。（如果没有健身球，可以用一个几乎没气的沙滩球替代。）我建议使用12英寸（约30厘米）大小的健身球。

开始姿势

仰卧，膝盖呈90度角，双脚平放在地面上。将健身球放置在骶骨下方（放在腰部的下方，不应将球直接放在腰部）（a）。将球放在骶骨下方可以给骨盆提供更高的活动自由度，使训练比躺在地上更容易、更有效。

运动

主要使用腹部肌肉实现后骨盆倾斜（b）。如果不明白这是什么意思，你可以将中立位置的骨盆想象成一个表盘，12点在两腿之间，6点在肚脐处。时钟的中心（时钟的指针将围绕其旋转）是一个弹珠。倾斜时钟（骨盆），使弹珠向6点方向移动，然后回到起点（弹珠回到中心位置）。请勿向相反的方向倾斜时钟，这会导致腰部拱起。请记住，用腹肌而不是用腿部肌肉进行此项训练。

变式

你可以让双腿形成桌面姿势，重点应该是向上伸展，膝盖朝向天空，而不是将膝盖放在胸前。这不是一个摇摆训练。

健身球抬腿

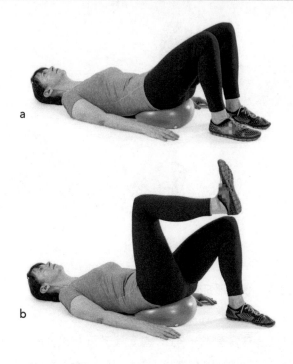

目标

在进行训练时，保持骨盆向后倾斜，尤其是在将腿放回地面时，此时腰部可能会拱起，向后倾斜很难保持。

设备

稍微有点膨胀的健身球，通常2~4口气就足够了。（如果没有健身球，可以用一个几乎没气的沙滩球代替。）

开始姿势

仰卧，膝盖呈90度角，双脚平放在地面上。将健身球放置在骶骨下方（放在腰部下方，不应将球直接放在腰部）（a）。将球放在骶骨下面可以给骨盆提供更高的活动自由度，使训练比躺在地上更容易、更有效。

运动

使用腹部肌肉倾斜骨盆，形成骨盆后倾的姿势，使腰部变平并保持（有关如何形成向后倾斜姿势的详细说明，请参阅本书第65页的内容）。抬起一侧膝盖，使大腿垂直于地面（b），回到起始位置，然后用另一侧腿重复上述动作。

健身球倾斜向上抬腿

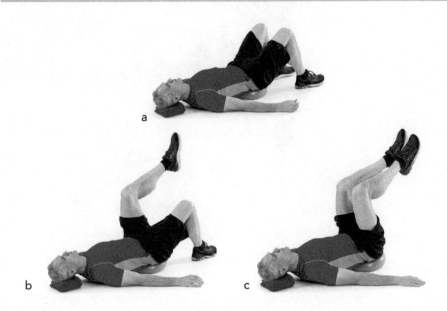

目标

在进行训练时，保持骨盆向后倾斜，尤其是在将腿放回地面时，腰部可能会拱起，向后倾斜很难保持。

设备

稍微有点膨胀的健身球，通常2～4口气就足够了。（如果没有健身球，可以用一个几乎没气的沙滩球代替。）

开始姿势

仰卧，膝盖呈90度角，双脚平放在地面上。将健身球放置在骶骨下方（放在腰部下方，不应将球直接放在腰部）（a）。将球放在骶骨下面可以给骨盆提供更高的活动自由度，使训练比躺在地上更容易、更有效。

运动

使用腹部肌肉倾斜骨盆，形成骨盆后倾的姿势，使腰部变平并保持（有关如何形成向后倾斜姿势的详细说明，请参阅本书第65页的内容）。向上抬起左腿，直到该侧腿处于桌面姿势（b）。稳定骨盆，利用核心肌肉抬起右腿，使两条腿都处于桌面姿势（c）。短暂保持该姿势，放下左腿，然后放下右腿（d）。在下一次重复此动作的时候，先抬起右腿，再抬起左腿，然后放下右腿，再放下左腿。交替使用双腿作为启动腿。

骨盆倾斜健身球仰卧放腿

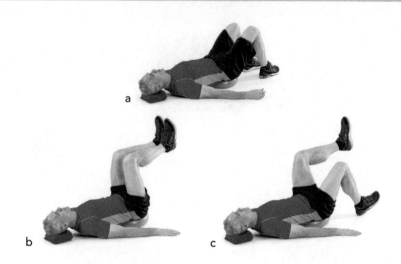

目标

在进行训练时，保持骨盆向后倾斜，尤其是在将腿放回地面时，此时腰部可能会拱起，向后倾斜很难保持。

设备

稍微有点膨胀的健身球，通常2～4口气就足够了。（如果没有健身球，可以用一个几乎没气的沙滩球代替。）

开始姿势

仰卧，膝盖呈90度角，双脚平放在地面上。将健身球放置在骶骨下方（放在腰部下方，不应将球直接放在腰部）（a）。将球放在骶骨下面可以给骨盆提供更高的活动自由度，使训练比躺在地上更容易、更有效。

运动

使用腹部肌肉倾斜骨盆，形成骨盆后倾的姿势，使腰部变平并保持（有关如何形成向后倾斜姿势的详细说明，请参阅本书第65页的内容）。向上抬起右腿，直到该侧腿处于桌面姿势。稳定骨盆，利用核心肌肉抬起左腿，使两条腿都处于桌面姿势（b）。慢慢地放低一条腿，直到脚落到地面上或腰部拱起，无论哪个先出现（c）。腰部开始拱起或脚落到地面的那一刻就是训练结束的时候。抬起腿使两条腿回到桌面姿势，再用另一条腿重复此动作。确保每次只放一条腿，同时放下两条腿会增加腰部拉伤的可能性。

健身球挤压臀桥

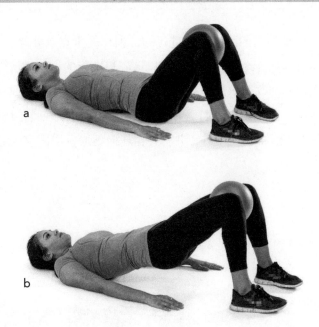

目标

使用腹部肌肉将臀部抬离地面，使身体形成一个桥梁，弯曲脊柱以增强脊柱的柔韧性。

设备

充了大半气的健身球。（如果没有健身球，可以用一个几乎充满气的沙滩球代替。）

开始姿势

仰卧，膝盖呈90度角，将健身球置于大腿之间（a）。双脚平放在地面上，微微向内弯曲，双脚间的距离比臀部略宽。压力应该集中在脚的内侧，而不是外侧。

运动

使用腹部肌肉让骨盆向后倾斜，慢慢将臀部和脊柱从地面抬离（b），每次抬高一节椎骨。不要将臀部抬得太高，也不要拱起腰部。在这个姿势的最顶点，应该感到腰椎有拉伸的感觉。试着一次一节椎骨地放下脊柱，回到起始位置。你可以想象一次一颗珍珠地将一串珍珠放在桌子上。

俯卧运动

下面介绍的运动是在俯卧姿势下进行的，训练的重点是姿势和上背部肌肉。由于身体的整个前部都与地面接触，所以以该姿势进行的训练被认为是完全支撑训练。为了避免转头和改变颈部姿势，请在额头下垫一个小枕头或一条卷起来的毛巾，以免你的鼻子被挤压。同时，请记住正确的姿势对减轻腰椎压力的重要性。在所有这些训练中，你都需要俯卧，并将骨盆压向地面，以固定骨盆和腰部。

骨盆下压保持

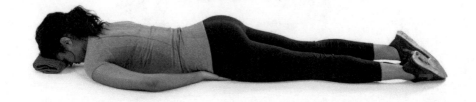

目标

让臀大肌参与到训练中，并减轻腰部的压力。在此将进行这个预备训练，并在本节其余的俯卧运动中保持此运动。

开始姿势

俯卧，额头放在卷起的毛巾或小枕头上，双手放在骨盆下面。双手是一种反馈机制，可确保骨盆两侧均匀向下按压。

运动

将骨盆压向双手，保持5秒后松开。在保持骨盆下压的过程中，应该能够感觉到臀肌紧绷。该骨盆下压姿势是接下来4个训练的起始姿势。

骨盆下压伸髋

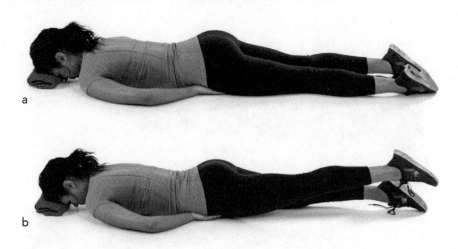

a

b

目标

通过臀大肌而不是腰部肌肉来实现伸髋（将腿举到空中）。你不应该感到腰部拱起或绷紧，如果感到腰部拱起或绷紧，说明你的腿举得太高了。

开始姿势

俯卧，额头放在卷起的毛巾或小枕头上，双手放在骨盆下面，用骨盆按压双手（有关详细说明，请参阅本书第70页的内容）（a）。当你用骨盆按压双手时，请确保整个训练过程中双手受到的压力是相等的。

运动

使用臀大肌将一条腿微微抬离地面，确保骨盆的压力均匀分布在双手上（b）。将抬起的腿放回地面后，用另一条腿重复此动作。这是一个很难正确完成的训练。大多数人会发生从一侧到另一侧的扭曲，或者拱起腰部，随着身体晃向其中一只手，压力也会发生变化。你需要确保运动范围受到限制，在保持两侧压力均匀的情况下尽可能地抬高腿部。即使你只抬起1／4英寸也没关系，保持压力均匀比抬高腿部更为重要。

变式

在做髋部伸展时，将手臂伸展到头顶前方，增加一个对侧手臂抬起的动作。这是一项高级训练，只有当你能够在不拱起腰部的情况下进行伸髋时，才应进行此项训练。

骨盆下压肩部回缩

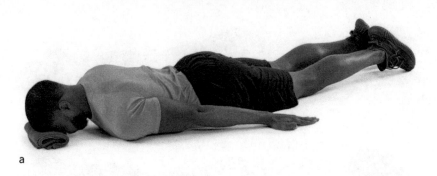

a

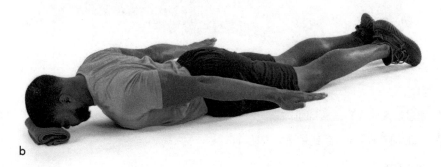

b

目标

将注意力集中在肩带后侧的肌肉上，这些肌肉负责保持良好的姿势。

开始姿势

俯卧，额头放在卷起的毛巾或小枕头上，手臂放在身体两侧，手掌朝下（a）。将骨盆压向地面并保持该姿势（有关的详细描述，请参见本书第70页的内容）。

运动

将肩胛骨向后拉，让它们紧紧挤压在一起，保持该姿势。然后将双手抬离地面1～2英寸（b）。抬离的高度不一定要非常高，双手只需稍微抬离地面即可。保持5秒，然后放松。重复此动作时，将保持的时间提高到10秒。

W字形骨盆下压

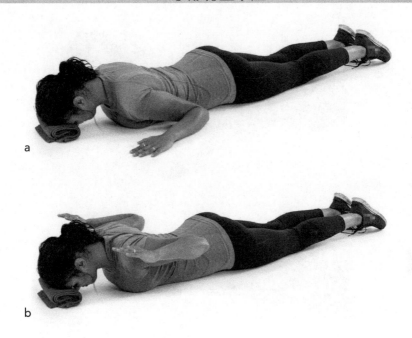

a

b

目标

锻炼后肩带和肩袖的肌肉。随着年龄的增长，这些肌肉开始萎缩和衰弱，因此在进行姿势训练时，加强这些肌肉非常重要。

开始姿势

俯卧，额头放在卷起的毛巾或小枕头上，手臂放在身体两侧，手掌朝下。将骨盆压向地面并保持该姿势（有关的详细描述，请参见本书第70页的内容）。以身体为中心，双手形成W字形，肘部弯曲，手掌置于肩膀外侧，上臂靠近肋骨（a）。

运动

挤压肩胛骨，并抬起手臂，将手腕抬高到肘部以上，掌心向外，小指高于拇指（b）。保持该姿势5秒，然后放松。重复此动作时，将保持的时间提高到10秒。

T字形骨盆下压

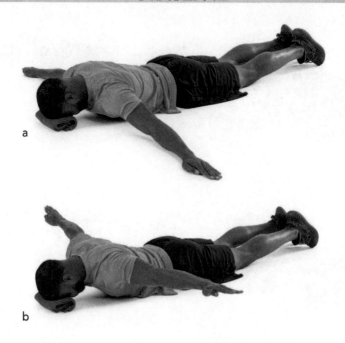

a

b

目标

加强后肩带和肩膀后部肌肉的力量。

开始姿势

俯卧，额头放在卷起的毛巾或小枕头上，手臂放在身体两侧，手掌朝下。将骨盆压向地面并保持该姿势（有关的详细描述，请参见本书第70页的内容）。手臂向两侧伸直，整个身体呈T字形（a）。

运动

挤压肩胛骨，然后将双臂抬离地面几英寸（b）。手臂抬起的高度并不重要，但肩胛骨的充分挤压至关重要。保持肩部收缩的姿势5秒，然后放松。重复此动作时，将保持的时间提高到10秒。

以上这些脊柱稳定性训练将为你打下坚实的基础，我们获得的成果取决于我们在项目开始时建立的基础有多牢固。虽然这些训练可能不会令人感到兴奋，但你需要专注和自律地完成它们。在可能的情况下，你应该给训练创造一个没有干扰的环境。如果你的注意力被过多的外物吸引，你很难正确完成这些训练。既然已经学习了完全支撑训练，那么接下来我们可以继续学习部分支撑训练、无支撑训练和动态训练。

第5章

四肢跪姿运动、坐姿运动和站立运动

第4章介绍了完全支撑脊柱稳定性训练。本章将讨论下一阶段的训练，在此过程中，你的身体将通过部分支撑训练、无支撑训练和动态训练，继续专注于保持脊柱的稳定。

许多医学专家都同意我的看法，认为在仰卧情况下使用核心和脊柱稳定肌肉非常容易，但是一旦该姿势发生变化，通常感觉就像重新开始。仰卧姿势是最容易让人控制、感觉和隔离运动肌肉的姿势，原因之一是你会从地面得到大量反馈。你一旦改为坐姿或站立姿势，将失去原有的支撑，因此你必须弄清楚如何重新控制这些肌肉。

在后面的章中，特定训练计划描述了在第一个月的训练后，你应如何根据自己的情况慢慢开始采用部分支撑训练。此后的每个月，你都应在各种姿势上增加更具挑战性的训练，根据已经采用的姿势重新进行训练。我们的生活中充满各种各样的姿势和活动，以同样的方式训练身体至关重要。通过这种方式，你获得的力量就可以转移到你喜欢的日常活动和休闲活动中。

四肢跪姿运动

下面介绍的训练都将以四肢跪姿（四肢着地）或平板支撑姿势进行。这些训练被认为是部分支撑训练，因为训练时你有多个点与地面接触。一些训练将会减少你与地面的接触，以挑战你的核心稳定性。

保持四肢跪姿

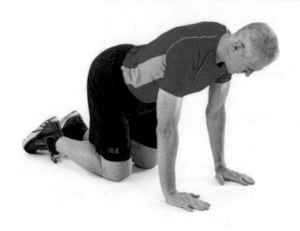

目标

学习如何长时间保持四肢跪姿。这很重要，因为保持这个姿势的耐力对于完成本节的其他训练必不可少。

开始姿势

对于某些人来说，保持四肢跪姿已经是一项挑战，因此这对于他们是一个很好的起点。正确的四肢跪姿是双手和双膝着地，膝盖在臀部正下方，双手在肩膀正下方。肩膀应该放松且保持中立。头部与脊柱呈一条直线，不能下垂。

运动

要在肩膀上找到中立位置，请绕过肩膀，尽可能将双手推离胸部。让胸部向地面下沉，使肩胛骨靠得更近。现在，找到合适的中立位置，通常是最舒服的那个位置。肩膀要远离耳朵，并且保持放松、稳定。姿势应该足够稳定，即使有人从一侧向另一侧推你，或者向前、向后推你，你仍然可以保持在原位。

保持四肢跪姿 + 拍对侧手臂

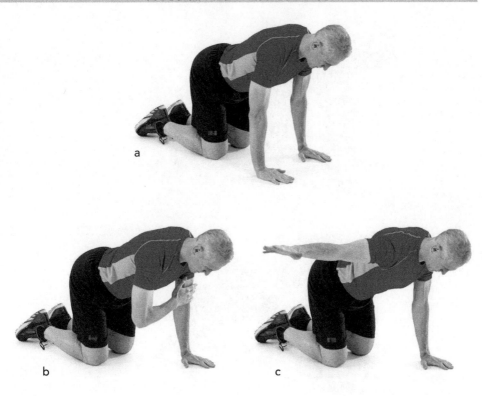

目标

通过减少接触点，让脊柱稳定肌肉在较少的支撑下保持稳定。

开始姿势

采用脊柱中立的四肢跪姿（有关该姿势的详细描述，请参阅本书76页的内容）（a）。尽量保持躯干稳定。

运动

保持四肢跪姿同时，用右手轻拍左臂（b）。回到四肢跪姿，然后用另一侧手臂重复上述动作。要想给自己增加额外的挑战，请不要用手轻拍另一侧手臂，而是将手臂伸向一侧（c）。在举起手臂时，不要让胸部下坠，也不要左右摇摆。该训练的重点不在于轻拍手臂，而在于保持四肢跪姿稳定性。

四肢跪姿髋部伸展滑动

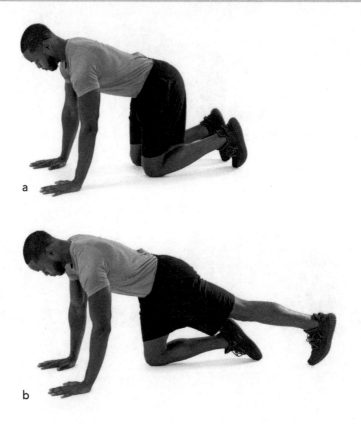

目标

在腿部伸展时保持脊柱中立。核心肌群将会参与其中，因此不需要使用腰部肌肉进行辅助，只需激活臀大肌来伸展腿部。

开始姿势

采用中立脊柱的四肢跪姿（有关该姿势的详细描述，请参阅本书76页的内容）（a）。尽量保持躯干稳定。

运动

保持四肢跪姿，然后一条腿向身体后方滑动（b）。完全伸展后，恢复到起始位置，进行特定重复次数的训练，然后用另一条腿进行同样的训练。伸展后双脚的位置并不重要，将脚趾向后拉向膝盖，或用让你感觉最舒服的方式将脚趾下压。在伸展腿部时，保持髋部稳定，不要让它滑到另一侧。进行这项训练时不要使用腰肌，也不要拱起腰部。

四肢跪姿伸髋抬腿

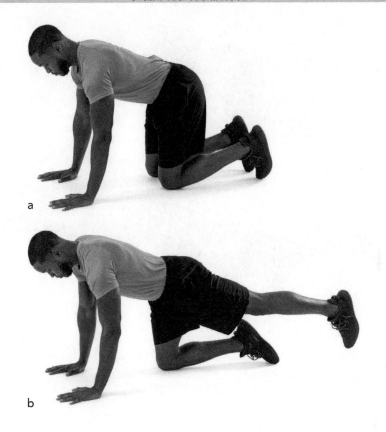

目标

以四肢跪姿保持中立脊柱，同时激活臀大肌。

开始姿势

采用四肢跪姿，保持中立脊柱（有关该姿势的详细描述，请参阅本书76页的内容）（a）。尽量保持躯干稳定。

运动

伸展并抬起一条腿，在抬腿的时候挤压臀大肌（b）。臀大肌收缩的质量远比抬腿的高度重要。保持中立脊柱，在不扭动或移动臀部的前提下，尽量将腿抬高。抬起的高度很低是正常现象，在初次进行该训练时，你不要期望能够将腿抬得与地面平行。腿抬得太高通常会导致腰部拱起。抬起的腿恢复到起始位置，进行特定重复次数的训练，然后用另一条腿进行同样的训练。

四肢跪姿鸟狗式

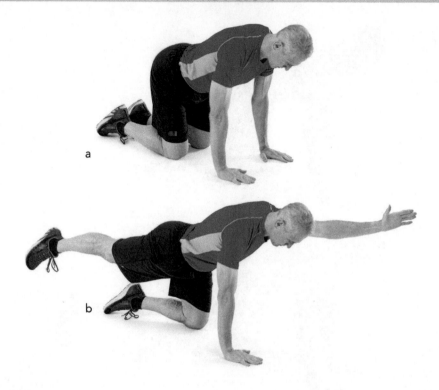

目标

通过减少接触点来进一步挑战脊柱稳定肌肉，并激活竖脊肌、臀中肌和臀大肌。

开始姿势

采用中立脊柱的四肢跪姿（有关该姿势的详细描述，请参阅本书76页的内容）（a）。尽量保持躯干稳定。

运动

一侧手臂笔直伸到身体前方，同时将对侧腿笔直抬起伸到身体后方（b）。对于大多数人来说，这是一个相当困难的平衡挑战。你如果无法保持这个姿势，请先伸展腿，让身体稳定下来后，再伸出对侧手臂。保持该姿势1秒后，恢复到四肢跪姿，然后抬起另一侧手臂和其对侧腿，努力保持该姿势5秒。请记住，抬起的高度不如保持稳定重要。不要让腰部拱起，也不要让臀部扭曲或摇摆。

高位平板支撑

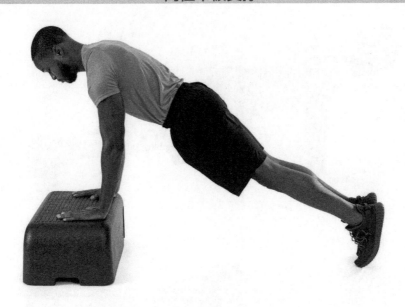

目标

在保持中立脊柱的同时激活核心肌肉组织。

开始姿势

采用俯卧撑姿势，双臂放在台阶或长凳上。可以靠在墙上或台面上做这项练习，也可以将前臂放在床上。你无须用全身力量进行这项训练。头部、肩膀、肋骨、臀部、膝盖和脚踝应呈一条直线。

运动

尽可能长时间地保持平板支撑姿势，不要让臀部在空中翘起或下坠（参见图中的示例）。该训练似乎很容易，但很多人都做错了，身体需要呈一条直线。每次保持该姿势最少10秒，最多保持30秒。

完全平板支撑

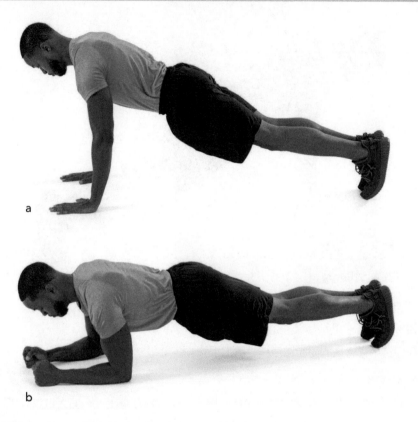

a

b

目标

通过增加维持姿势所需的力量，进一步挑战核心和脊柱稳定肌肉。

开始姿势

在地面上采用俯卧撑姿势，双手放在地面上，抬起膝盖和臀部（a），在保持该姿势时不应感到费力。你可以将前臂放在地面上进行此项训练，这会让训练变得更轻松（b）。

运动

尽可能长时间地保持平板支撑姿势，不要让臀部在空中翘起或下坠。保持该姿势10秒，然后让双膝落到地面上，放松身体3秒，再开始下一次训练。

侧身平板支撑

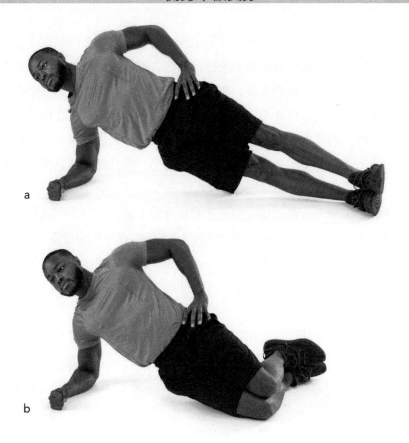

目标

训练外侧核心肌肉和脊柱稳定肌肉。

开始姿势

采用侧卧姿势，一侧手肘和前臂放在地上。将臀部抬离地面，使双脚和头部之间形成一条直线（a），在保持该姿势时不应感到费力。你可以将膝盖放在地面上进行此项训练，这会使训练变得更容易（b）。

运动

尽可能长时间地保持侧身平板支撑姿势，不要让臀部在空中翘起或下坠。保持这个姿势15～30秒后，放低臀部休息，然后在另一侧重复此训练。

坐姿运动

下面介绍的这些训练可以在椅子或稳定球上进行。它们是部分支撑姿势和无支撑姿势之间的过渡。如果是在椅子上进行训练，这些训练可能被认为是部分支撑训练，因为椅子提供了一些支撑，尤其是在使用椅子靠背时。建议你坐在椅子上训练时身体向前倾，尽可能不要靠在椅背上。请记住，当你坐在椅子上时，椅子可以为骨盆以上的部位（腰部、胸部、头、脖子和上肢）提供支撑，并且你根本不需要稳定下半身。如果是在稳定球上进行训练，坐在稳定球上会迫使你的整个身体保持稳定。

虽然所有的坐姿训练都可以在椅子上或稳定球上进行，但本节包含一些特别要求使用稳定球的训练。在开始训练之前，请确保你有一个质量良好的稳定球。在尺寸方面，如果你的身高低于168厘米，请用55厘米的稳定球；如果你的身高介于168厘米和188厘米之间，请用65厘米的稳定球；如果你身高在188厘米以上，请用75厘米的稳定球。

另外，如果你从未使用过稳定球，请放轻松并小心使用。这是一个非常不稳定的器械，你可能需要一些时间来适应。在开始训练之前，你应该能坐在稳定球上并找到舒服的姿势。正确的姿势很重要，你的膝盖和髋部应该呈90度角或接近90度角。你需要保持挺直坐在球上的良好姿势。如果坐得太低，则稳定球需要充更多的空气；如果坐得太高，则稳定球需要充更少的空气。你在坐好并找到相对舒适的姿势后，请稍微移动一下手臂，看看这样做会如何影响你的平衡和稳定性。在移动手臂时，你的重心会发生微妙但明显的变化，这会给你的核心带来挑战。你一旦可以舒服地完成以上动作，你就可以开始训练了。

坐姿抬腿

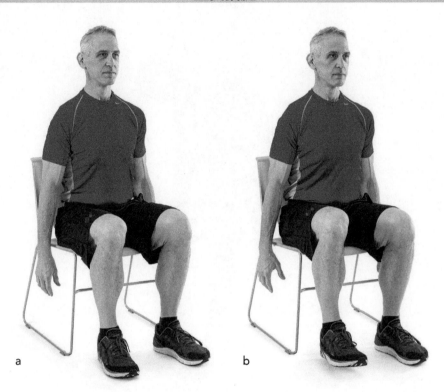

a   b

目标

增强核心稳定性和平衡性。

开始姿势

在椅子上坐直，保持中立脊柱，双臂在身体两侧自然下垂（a）。

运动

将一只脚的脚后跟抬离地面，保持脚趾着地，一旦适应该姿势后，将整个脚抬离地面（b）。每个姿势都保持片刻，然后用另一只脚重复此训练。你可以抓住椅子的两侧来获得一定的支撑。

坐姿侧屈

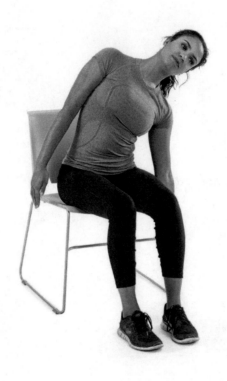

目标

在侧屈时激活腹外斜肌、腰方肌和竖脊肌，同时激活脊柱稳定肌肉。

开始姿势

挺直坐在椅子上，双手垂放在身体两侧，手指指向地面。

运动

身体轻轻侧屈，同时弯曲侧的手的手指伸向地面。回到开始姿势，换另一侧重复训练，两侧交替进行。从小范围的侧屈开始，随着动作变得舒适慢慢增加侧屈的幅度。

稳定球坐姿臀部移动

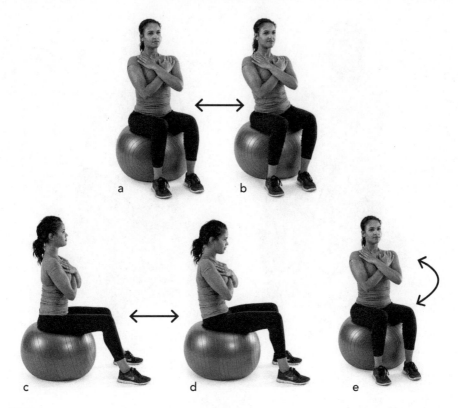

目标

在开始轻微的脊柱运动时激活脊柱稳定肌肉。

设备

稳定球。

开始姿势

挺直坐在稳定球上，双手放松垂放在身体两侧，如果需要支撑，双手可以轻轻放在球上。

运动

此训练分为3个部分，每个部分都需要做不同的运动。进行此项训练时，每个人都应将精力集中在腹部，而不是腿部。首先，左右移动臀部（a和b）。从小范围的运动开始，随着动作变得舒适慢慢增加运动范围。其次，前后移动臀部，折起和倾斜骨盆（c和d）。最后，用臀部画圈（e）。

稳定球坐姿抬腿

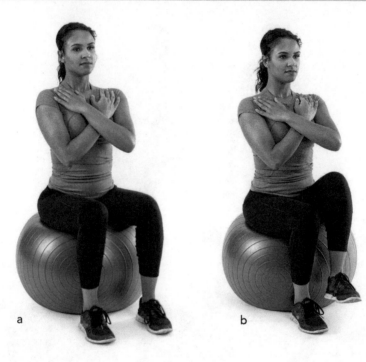

a   b

目标

激活核心肌肉和脊柱稳定肌肉，并锻炼坐姿平衡。

设备

稳定球。

开始姿势

挺直坐在稳定球上，双臂在胸前交叉（a）。

运动

一只脚的脚后跟抬离地面，保持脚趾着地。一旦适应该姿势后，整个脚抬离地面（b）。两种姿势各保持片刻，然后交替使用双脚完成上述动作。为了降低难度，你可以双手放在身体两侧，轻轻地撑住球。

稳定球走步

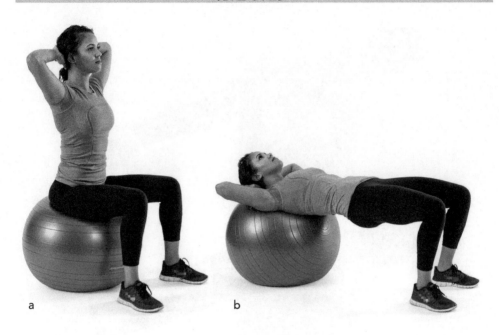

a　　　　　　　　　　　　　　　b

目标
注意力集中在核心部位、下肢肌肉和脊柱稳定肌肉的锻炼上。

设备
稳定球。

开始姿势
挺直坐在稳定球上，双手放在脑后或交叉放在胸前（a）。

运动
用腹肌向前走，同时弯曲脊柱，使球慢慢向上滚动，直到球位于上背部的下方，就像在稳定球上做仰卧起坐一样（b）。然后，使用腹肌将身体向后卷曲，使双脚回到初始位置。这是一个高级训练，所以请慢慢来。

稳定球伸髋保持

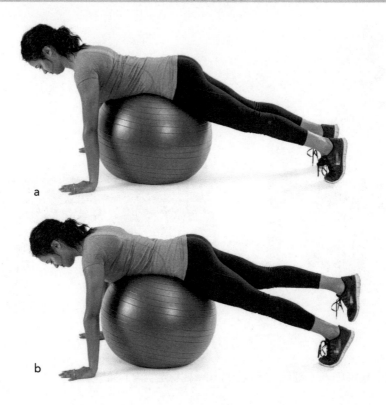

目标

在保持中立脊柱的同时激活并锻炼臀大肌。

设备

稳定球。

开始姿势

俯卧在稳定球上，将稳定球置于腹部和髋部下方（a）。双手放在地上，双臂伸直，双腿绷直脚尖触地。髋部稍微压向稳定球，以稳定臀部和脊柱，并使腹肌处于激活状态（就像要抬起腹部并远离稳定球）。

运动

收缩右臀，将右脚抬离地面（b）。保持该姿势最少5秒，最多10秒。进行特定重复次数的训练，然后用另一条腿进行同样的训练。在整个训练过程中，腰部保持处于中立位置，不要拱起。

稳定球鸟狗式

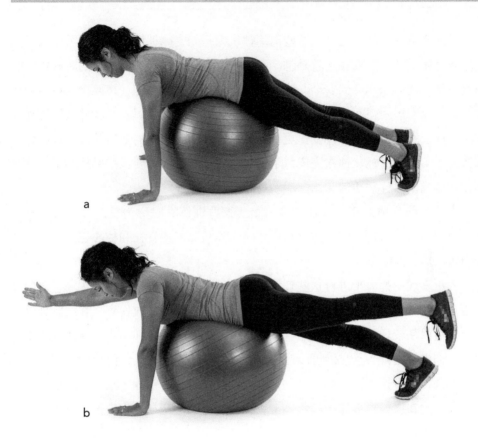

目标

激活脊柱稳定肌肉和整个身体后部的肌肉，以在稳定球上保持平衡。

开始姿势

俯卧在稳定球上，将稳定球置于腹部和髋部下方（a）。双手放在地上，双臂伸直，双腿绷直脚尖触地。髋部稍微压向稳定球，以稳定臀部和脊柱，并使腹肌处于激活状态（就像要抬起腹部并远离稳定球）。

运动

收缩左臀，将左脚抬离地面，然后抬起对侧手臂（b）。保持该姿势片刻，然后用另一侧手臂和腿重复此动作。抬升的高度没有保持稳定重要。刚开始此项训练时，请先抬高腿，待身体稳住后，再抬起手臂。在适应该训练后，可以同时抬起手臂和腿。

站立运动

下面介绍的是站立运动。这些训练被认为是无支撑训练，因为你需要从脚到头稳定身体。唯一的接触点就是脚。我强烈建议你在进行这些训练的时候双脚间距宽一些，这会让你感到安全、稳定。当你变得越来越熟练，想要接受更多的挑战时，可以缩短两腿间的距离，直到双脚并拢。当你做了更多运动并最终添加动作时，你会发现自己的身体变得更有活力。这是训练计划的最后阶段，也是你一直致力于实现的目标。你在完成每个姿势和每个动作时都要保持脊柱稳定。这些动作是最能模拟日常活动和休闲活动的动作。

本节的前几项训练需要使用弹力带。这些训练有时称为反旋转或抗旋转运动，因为阻力仅来自一侧。在进行训练时，你需要保持脊柱和核心稳定，以抵抗拉力（扭矩和扭曲）。

我更喜欢用弹力带进行这些训练，因为很容易握住把手。用保护套包裹的弹力带是最好的，因为即使弹力带发生破裂，也不会对你造成伤害。在抗阻训练方面，你可以从较轻的弹力带开始，随着进度的推进逐渐增加阻力。使用弹力带要小心，如果使用得当，它们可以使用很长时间，且不会产生任何问题。

此外，对于这些使用弹力带的训练，你需要将弹力带固定在墙上或门上，可以将其环绕在诸如栏杆之类的物体上，也可以将其环绕在受力时不会掉落的其他坚固物体上。我的建议是购买一个门锚训练器。门锚训练器的一端有一个环，弹力带可以从中穿过，另一端有一个可以固定在关闭的门上的插塞或结。这样一来，当你拉动弹力带时门就不会打开。另一个建议是将其插入门的铰链的一侧，这样门至少需要打开40度，门锚训练器才会松动。

弹力带上推

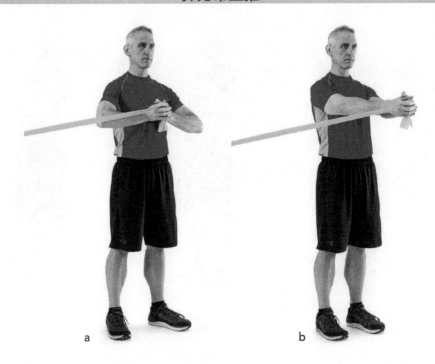

a   b

目标

在整个训练过程中激活核心肌肉和脊柱稳定肌肉。

设备

弹力带和门锚训练器。

开始姿势

侧向门锚训练器站立，与弹力带保持一定距离，这样弹力带就会有轻微的阻力。双手在胸部前握住弹力带的把手（a）。

运动

激活核心肌肉，然后向身体前方伸展双臂（b）。保持该姿势3~5秒，然后将手放回胸前。在另一侧重复此训练，确保左右两侧都面对门锚训练器。在进行这项训练时，请确保躯干保持静止，不要让弹力带使得身体朝门锚训练器方向扭曲。

弹力带画圈

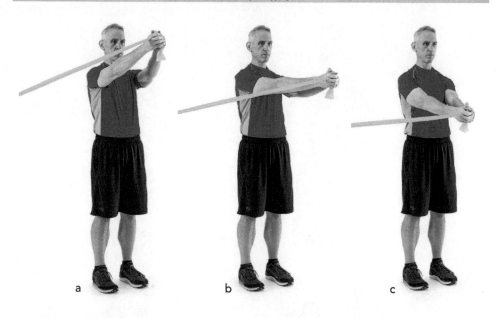

a   b   c

目标

在整个训练过程中激活核心肌肉和脊柱稳定肌肉。

设备

弹力带和门锚训练器。

开始姿势

侧向门锚训练器站立，与弹力带保持一定距离，让弹力带产生轻微的阻力。双手握住弹力带的把手，激活身体的核心肌肉，向身体前方伸展手臂，将双手保持在胸部的正前方（a）。

运动

保持伸展的姿势，双手画圈（b和c）。你也可以画8字形。在另一侧重复此训练，确保左右两侧都面对门锚训练器。在进行这项训练时，请保持躯干静止，不要让弹力带使身体朝门锚训练器方向扭曲。

弹力带走步

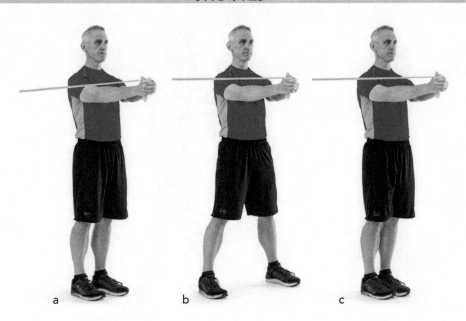

a　　　　　　　　　b　　　　　　　　　c

目标

在整个训练过程中激活核心肌肉和脊柱稳定肌肉。

设备

弹力带和门锚训练器。

开始姿势

侧向门锚训练器站立，与弹力带保持一定距离，让弹力带产生轻微的阻力。双手在胸部前握住弹力带的把手（a）。

运动

双手握住弹力带的把手，激活身体的核心肌肉，在身体前方伸展手臂。在伸展手臂并稳定身体后，朝侧面远离门锚训练器的方向移开一步（b），保持该姿势片刻，然后再向门锚训练器方向退回一步（c）。在另一侧重复此训练，确保左右两侧都面对门锚训练器。如果感觉这个动作太简单了，请从锚点移开两步，然后退回。这项训练的关键是一直保持双手位于胸前。在进行这项训练时，请保持躯干静止，不要让弹力带使得身体朝门锚训练器方向扭曲。

弹力带单臂划船

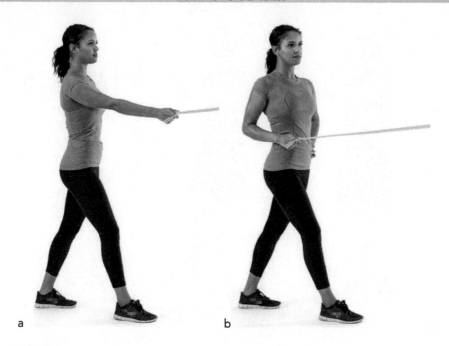

a　　　　　　　　　　　　　　　　b

目标

在整个训练过程中，激活竖脊肌、脊柱稳定肌肉以及后肩胛带肌肉（背阔肌、斜方肌、菱形肌和后三角肌）。

设备

弹力带和门锚训练器。

开始姿势

面对门锚训练器站立，一只脚在另一只脚的前面，双脚间的距离要足够远，以保持身体稳定（a）。手握弹力带的把手，握住把手的手与前脚在同一侧。

运动

向身体方向拉动把手，保持肘部靠近身体（b），然后回到起始位置。进行特定重复次数的训练，然后在另一侧进行同样的训练。在进行这项训练时，请确保臀部和躯干保持静止，不要让弹力带使得身体朝门锚训练器方向扭曲。

只要保持核心静止，在运动结束时稍微转动一下肩膀是没有问题的。但在做这个动作时很容易超出所限制的运动范围。

弹力带单臂推举

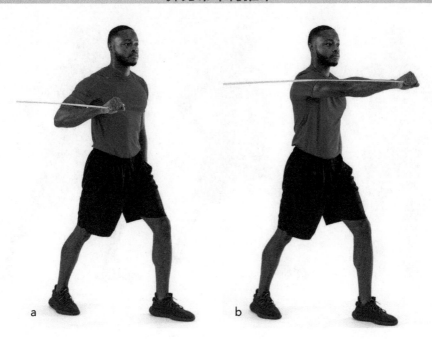

目标

激活脊柱稳定肌肉和前肩带肌肉（胸大肌、前三角肌、肱三头肌和前锯肌）。

设备

弹力带和门锚训练器。

开始姿势

背对门锚训练器，一只脚在另一只脚的前面，双脚交错站立，两脚间的距离要足够远，以保持身体稳定（a）。用前脚对侧的手握住弹力带的把手，与胸部齐平，手肘略微向外伸出。肩膀应与门的上边缘平行，并与到门锚训练器垂直。

运动

与胸部推举类似，将把手完全推离身体（b），然后回到起始位置。在进行这项训练时，请确保臀部和躯干保持静止，不要让弹力带使得身体朝门锚训练器方向扭曲。进行特定重复次数的训练，然后在另一侧进行同样的训练。

时钟步

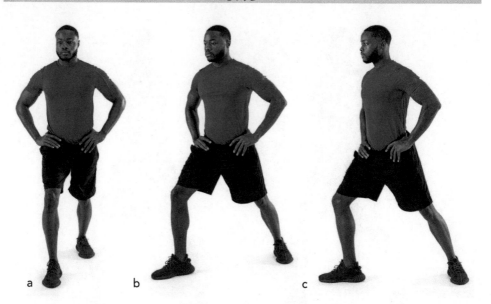

a   b   c

目标

让身体在空中移动，同时保持核心激活和静止。在这个动态训练中，旋转应来自臀部，而不是腰部。

开始姿势

脸朝前站立，核心肌肉稍微激活，两脚窄立，彼此平行。

运动

前脚向前迈一步，让重心转移到前脚上（a），然后回到起始位置，假设这是12点方向。接下来，前脚对准2点钟方向迈出一步（b），让重心转移到前脚上，然后回到起始位置。在3点钟方向做同样的动作（c）。将以上动作视为一次重复训练。用对侧脚对准12点钟、10点钟和9点钟方向进行同样的训练。

站起坐下

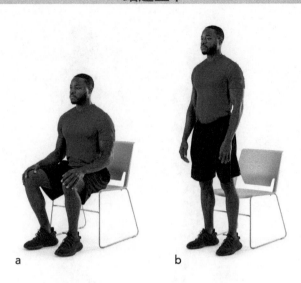

a　　　　　　　　　b

目标

增强核心肌肉和脊柱稳定肌肉，并激活下肢肌肉。

设备

椅子。

开始姿势

挺直坐在椅子上，双脚平放在地面上，膝盖弯曲，正好在脚趾上方（a）。

运动

保持核心稳定并激活，站起来（b），再坐下去。站起时从臀部（而不是背部）开始向前弯曲，不要通过弯曲背部使身体太过弯曲。站立的时候，确保双腿向下推地站立，因为这样会激活腿部较大的肌肉，并将部分承重从下腰部转移到腿上。保持一定的时间，用一个合适的姿势坐下。坐下时你的位置越来越低，直到你的膝盖和臀部与地面呈大约90度。

变式

尝试用单腿进行此项训练。保持核心稳定并激活后，用双腿站起来，然后用一条腿保持片刻平衡，再用一条腿慢慢坐下。在坐下时，将大部分重量放在脚后跟上，以便更多地调动腘绳肌和臀大肌。

台阶训练

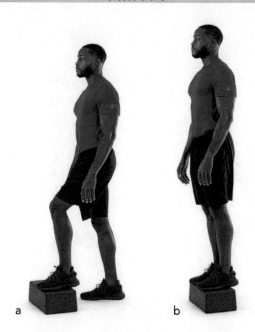

目标

激活整个下肢，同时保持中立脊柱且稳定。

设备

利用台阶或楼梯，台阶应该大约8英寸高（平均高度）。

开始姿势

面向台阶，将一只脚放在第一个台阶上（a）。如有需要，可以扶住扶手保持平衡。

运动

一只脚踏上第一个台阶，另一只脚跟上即将接触台阶，保持这个动作的平衡1秒（b）。放下脚回到起始位置，然后用另一只脚重复上述动作。确保在每次重复训练中都能保持平衡。

以上这些训练包括了腰部运动的部分支撑训练、无支撑训练和动态训练部分。并非所有这些训练都应包含在你的训练计划中，因为每个人都应有自己的一套训练计划。在本章和前一章中，我们主要侧重于介绍各种姿势下的脊柱稳定性训练。在下一章中，我们将着重讨论灵活性和柔韧性训练。

第6章

灵活性和柔韧性训练

过去的几年里，健身界一直在进行争论：稳定性和灵活性哪个更重要？我的立场和推理如下。太强的灵活性和太弱的稳定性会导致身体过度灵活。虽然这听起来不错，但它可能导致损伤，因为关节被迫处于不自然的活动范围，这不符合我们身体的设计方式。太弱的灵活性和太强的稳定性会导致身体僵硬或关节过紧。这种情况会出现在那些肌肉紧绷、柔韧性有限的人身上，这也不是一种理想的状态。这些人的身体会过于稳定，而无法很好地移动，这会使他们的身体机能欠佳，从而导致受伤。

每个人的稳定性和灵活性都必须恰到好处。首先，我们关注稳定性方面，因为没有适当的稳定性，关节将无法正常工作。其次，我们开始添加一些灵活性训练，这是我们接下来要讨论的内容。请记住，不是每种训练都适合每种身体状况。你应根据自己的病情，按照本书第3部分所述的准则进行训练。

灵活性训练

下面介绍的训练侧重于灵活性，即活动的能力。如前所述，人体的每个关节都有一个基于其设计、位置和相邻部位的自然运动范围。某些关节的运动可能会受到该区域其他骨骼、肌肉和韧带的限制。

你如果观察一个孩子的活动，就会注意到这种活动的自由度。孩子的身体没有产生代偿性错误运动模式，他们可以利用正常运动范围自由活动。这种灵活性通常被认为是理所当然的，直到我们失去它。我年轻的时候从不做伸展运动。我会锻炼身体、洗澡、换衣服，根本没想过要做伸展运动。现在情况不同了，我会花大量时间进行锻炼，试图通过全方位的动作训练和拉伸运动来增强我的灵活性。

要记住的一点是，灵活性和稳定性像是一枚硬币的正反两面。虽然在定义上是相反的，但它们对于实现轻松高效的运动都非常重要。你首先应该关注哪一个？为什么？在大多数情况下，我认为稳定性应位于第一位。如前所述，如果某个关节或一系列关节（如脊柱）不稳定，就会导致过度灵活，这意味着运动范围过大，难以用安全可控的方式使用关节。我曾与许多属于这类情况的舞者合作过。他们努力锻炼身体，以最大限度地提高活动范围，但是，一旦职业生涯结束，他们的身体不再需要这样的活动范围，于是他们中的许多人就出现了髋部、膝盖和骶髂关节功能障碍。他们需要努力稳定关节，以使其正常工作，并使关节在静止和运动时都有足够的张力。

你可以想象一座吊桥。为了使吊桥正常工作，它首先需要成功地成为一座桥。它需要支撑来保持直立，并承受风和海浪的力量，更不用说那些通过它的车辆的重量。它需要保持稳定。为了使吊桥正常工作，滑轮需要有足够的力量，才能在重力的作用下升高或降低桥面。如果桥面向后拉得太远，桥面上突然没有了对抗重力的张力，灾难就会降临：最好的情况是它无法回到原始位置，最坏的情况是它会向后翻倒，那就真的麻烦了。当髋部或脊柱的活动范围太大时，会使周围的关节处于不利位置。请记住，关节超出自然活动范围通常还会损害其本身的结构。我们的活动范围无法超出某个特定的点是有原因的。所以，稳定性是第一位的。一旦关节稳定，我们就可以开始拉伸和活动它。另一个需要记住的是，有些关节需要特别注意稳定性，比如腰椎；而有些关节需要特别注意灵活性，比如髋关节和胸椎。

随着你的进步，你应将下面的灵活性训练添加到自己的日常训练中。训练的前几周可能并不会包含这些训练，这段时间主要关注稳定性。当你的脊柱变得更稳定时，你就可以添加这些灵活性训练了。

猫牛式

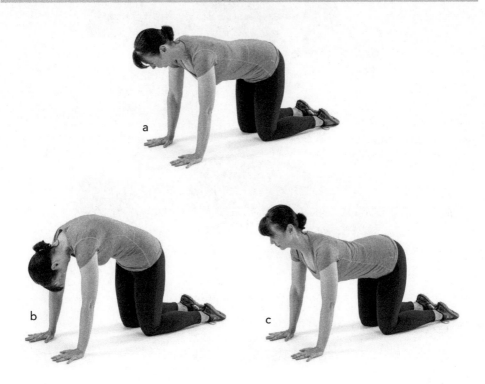

目标

通过屈曲和伸展脊柱来增强脊柱的灵活性。

开始姿势

采用中立脊柱的四肢跪姿（有关该姿势的详细描述，请参阅本书76页的内容）（a）。

运动

开始猫牛式的猫式部分，骨盆倾斜（将尾骨藏在骨盆下面），背部尽量向上顶，呈弧形（b）。然后进入该训练的牛式部分，背部向下，胸部贴向地面，臀部伸向空中（c）。我的同事休·希茨曼将此训练称为"悲伤的小狗，快乐的小狗"："悲伤的小狗"尾巴夹在下面，头朝下；"快乐的小狗"尾巴朝上，头朝上。训练时你应保持在一个舒适的运动范围内。

侧卧式伸缩手臂

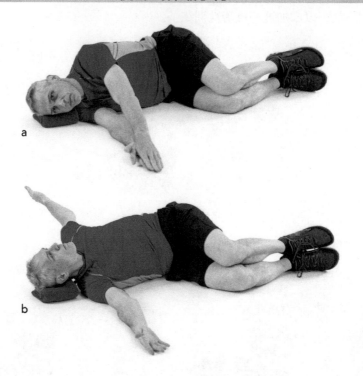

目标

促进胸椎旋转，让中背部更容易旋转，并减轻腰椎的压力。

开始姿势

根据自己的身体状况和舒适度，你可以通过两种方式进行此项训练。对于那些需要向后倾斜骨盆，并且脊柱需要保持更弯曲的姿势的人来说，应该右侧卧，双膝弯曲，臀部呈90度角（a）。对于那些需要骨盆向前倾斜和脊柱伸展的人，应该右侧卧，双腿伸直，上脚放在下脚前面约12英寸的地方。用枕头支撑头部。双臂放在胸部前方，双手互相叠放。

运动

上方的手沿着下方的手臂滑动，经过胸部，然后向外侧移动，身体形成一个T字形（b）。这样做的目的是让肩膀尽量靠近地面，这会让躯干上部和肩膀发生旋转，而臀部保持不动。将上方的手拉向身体，沿着胸部和下方的手臂回到起始位置，然后伸展上方的手，使其超过下方的手。应该慢慢地、有控制地进行此项训练。进行特定重复次数的训练，然后在另一侧进行同样的训练。

站姿伸展手臂

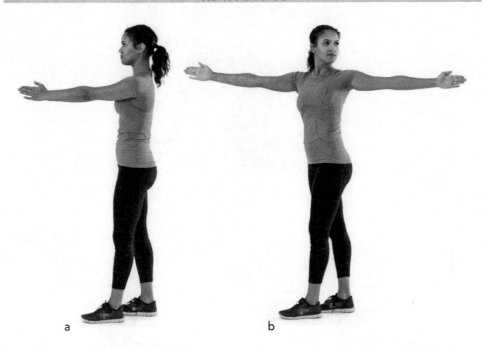

a   b

目标

促进胸椎旋转，让中背部更容易旋转，并减轻腰椎的压力。

开始姿势

身体右侧靠墙站立。双臂在胸前伸直，双手并拢。左脚在右脚的稍前方（a）。

运动

左手沿着右臂拖动，然后经过胸部，向身体后方伸展，让身体形成T字形，同时右臂向前伸出（b）。这样做的目的是使左肩贴在墙上，让上半身和肩膀发生旋转，而臀部保持不动。将左手拉向身体，沿着胸部和右臂拖动，回到起始位置，继续伸展左手，使其超过右臂。应该慢慢地、有控制地进行此项训练。进行特定重复次数的训练，然后在另一侧进行同样的训练。

鸡翅式

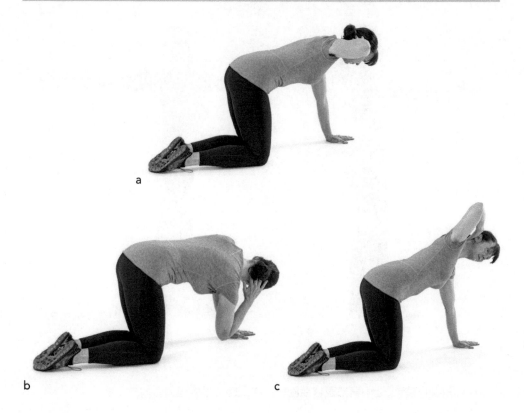

目标

促进胸椎旋转，让中背部更容易旋转，并减轻腰椎的压力。

开始姿势

采用脊柱中立的四肢跪姿（有关该姿势的详细描述，请回顾本书76页的内容）。将一只手放在头后面，肘部向外（a）。

运动

将肘部移动至朝向地面并略微向后，使肘部穿过对侧手臂和大腿之间的空间，就像穿针引线一样（b）。然后旋转脊柱上部，使肘部向上移动，同时将胸部向外转动，以改变方向（c）。如果刚开始动作范围不是很大，请不要担心。进行特定重复次数的训练，然后在另一侧进行同样的训练。

左右摆尾

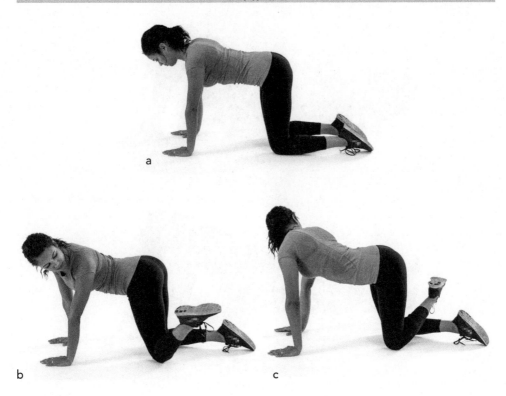

目标

增强脊柱的侧向柔韧性。

开始姿势

采用中立脊柱的四肢跪姿（有关该姿势的详细描述，请回顾本书76页的内容）（a）。左脚抬离地面，同时保持左膝在地面上。

运动

旋转抬起的那条腿，使其远离另一条腿，同时转动头部，看向抬起来的脚，此时脊柱应向左侧侧弯（横向弯曲）（b）。然后将左脚放在另一条腿上，并在身体向右侧弯时将视线转向右侧（c）。左右摆动的感觉就像是在摆尾。完成特定重复次数的训练，然后换另一侧进行此项训练。

臀桥

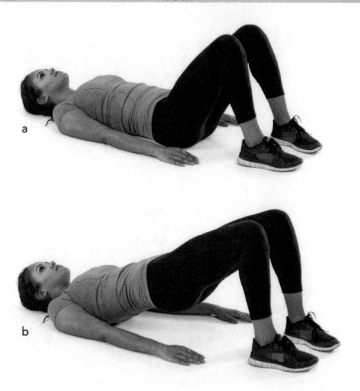

目标

促进脊柱屈曲和关节活动。

开始姿势

仰卧，膝盖弯曲90度，双脚平放在地面上（a）。

运动

使用腹部肌肉将骨盆向后倾斜，慢慢将臀部和脊柱从地面上抬离，每次抬高一个椎体（b），不要拱起腰部或提起胸部。在训练的前一两周，应保持肋骨贴在地上。臀部抬得太高会导致腰部拱起，这会造成腰椎过度受压，这种情况很常见。试着一次放下一节椎骨，让脊柱回到起始位置，可以想象一次一颗珍珠地将一串珍珠放在桌子上。该训练的重点是向下弯曲脊柱的同时保持骨盆倾斜。

人面狮身式

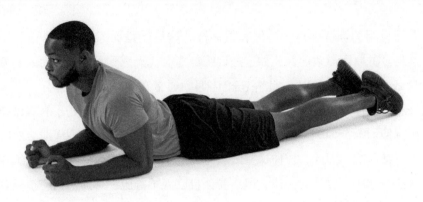

目标

促进胸椎伸展。这是一个非常基础的训练，我经常让客户在其他几组训练之间将其作为休息姿势。实际上这是对他们的上背部很重要的训练。

开始姿势

俯卧。

运动

用肘部撑起身体，同时保持腹部在地上。肩部放松，当肩胛骨放松时，它们会向彼此靠拢。向前看，视线略微向上。保持该姿势30秒，休息后重复。

拉伸训练和柔韧性训练

下面介绍的训练侧重于拉伸和柔韧性，这可能是训练中最容易被忽视的部分。这是多种原因导致的，比如这些训练可能会让人感到不舒服，而人们希望避免让自己感到不适的东西；此外，拉伸训练通常在训练结束时进行，而人们完成训练后，往往只想继续自己美好的一天。老实说，有些人就是不喜欢做拉伸训练！但拉伸训练是训练计划的重要组成部分。紧绷的屈髋肌和腘绳肌会对腰椎产生较大不良影响，因此，拉伸这些区域时需要关注与增强这些区域的训练相同的注意事项。你应该感受到拉伸，但不要让自己太不舒服。你的肌肉应该感到被拉扯，也许你会感到轻微不适，但这种不适应该是可以忍受的，不要让疼痛级别超过6级。

半跪姿屈髋肌拉伸

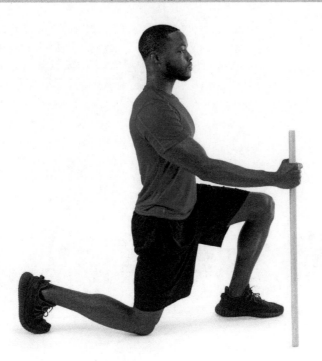

目标

拉伸髋部的前部（屈髋肌）。

开始姿势

单膝着地，另一只脚在身体前方，双膝弯曲约90度。如果需要的话，可以抓住椅子或握住棍子来保持平衡。

运动

收起尾骨，缓缓向前拉动髋部，就像有人从你前面的口袋中拉出东西一样，直到腿的前部有拉伸感为止。活动范围不用很大。不要拉伸得太过，超过拉伸点。

保持拉伸姿势60~90秒，换一边重复此训练。

门道腘绳肌拉伸

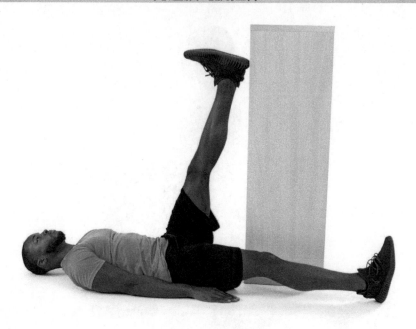

目标

拉伸大腿的后部（腘绳肌）。

开始姿势

躺在门道中，将一条腿靠在门框上。

运动

保持腿部伸直，让大腿的后部（最好是腘绳肌）可以感受到拉伸，有些人的小腿肌肉可能会感受到较为强烈的拉伸。如果拉力不够大，可以更靠近门框一些。如果肌肉太紧绷或者无法伸直腿，身体可以稍微后退。拉伸时尽量放松身体。保持该拉伸姿势60～90秒，然后用对侧腿重复此训练。

训练带腘绳肌拉伸

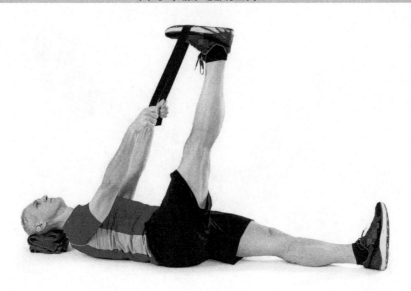

目标

拉伸大腿的后部（腘绳肌）。

设备

训练带。

开始姿势

仰卧，一只脚踩住一条训练带，两手握住训练带的两端。

运动

用手拉训练带，抬起腿，直到感觉到腘绳肌的拉伸为止。保持膝盖伸直，这样会更有效。刚开始时，停留在地面上的腿可以弯曲。随着你的进步，你可以伸直地面上的腿来提高拉伸的强度。保持该姿势60～90秒，换另一侧重复此项训练。

仰卧腰椎拉伸

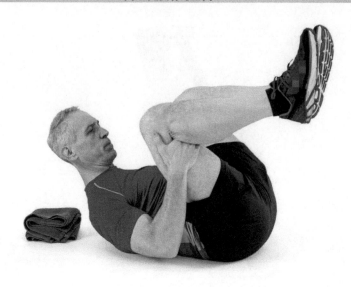

目标

拉伸腰部。

开始姿势

仰卧。

运动

抱膝靠近胸部，并保持不动。对于想获得更好效果或患有腰椎滑脱的人，请在骶骨下垫上健身球进行该项拉伸训练。保持该姿势30～60秒，重复此训练。

坐姿腰椎拉伸

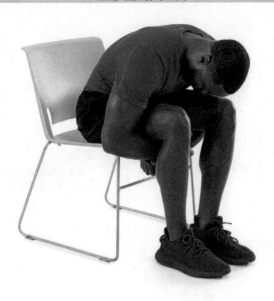

目标

拉伸腰部。

开始姿势

坐在椅子上。

运动

上半身向前折叠，靠在大腿上，然后将双腿抱向胸部。保持该姿势30～60秒，重复此项训练。

抱膝拉伸

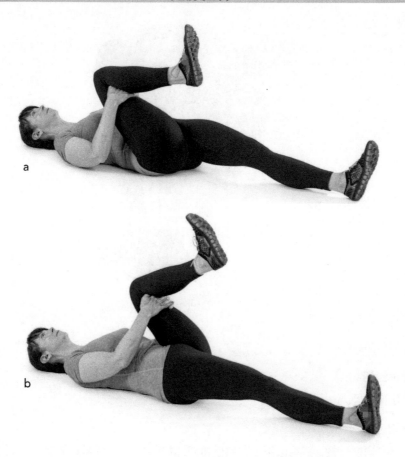

a

b

目标

拉伸腘绳肌上部和腰部。

开始姿势

仰卧，膝盖弯曲90度，双腿平放在地面上。

运动

一侧膝盖靠向胸部，双臂环抱大腿（a）。保持30～60秒，然后换另一侧重复此项训练（b），交替使用双腿进行训练。

内收肌拉伸

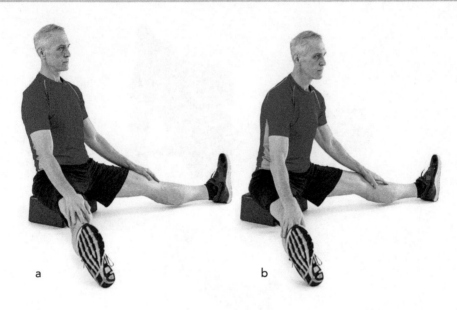

目标

拉伸大腿内侧肌肉（内收肌组）。人们的大腿内侧通常很紧绷，这会影响到下腰部。

开始姿势

以跨骑姿势坐在地上，双腿呈宽 V 字形，双手扶在腿上，坐在台阶或小凳子上可以使该训练更容易、更舒适（a）。双腿尽量张开。

运动

坐直，身体前倾，同时保持挺胸（b）。身体向前倾斜时，腰部尽量不要拱起。坐直身体比身体前倾更重要。保持该伸展姿势60～90秒，重复此训练。

仰卧梨状肌拉伸

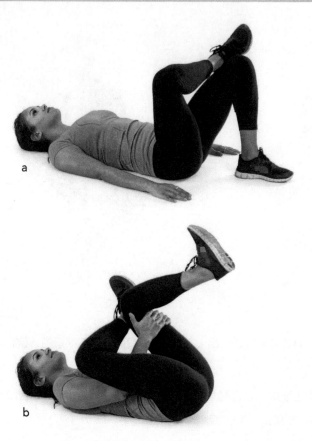

目标

拉伸梨状肌和臀部肌肉。

开始姿势

仰卧，右脚踝放在左膝盖上，右腿尽可能与身体垂直（a）。

运动

用双手抓住左侧大腿的后部，将其拉向身体，直到感觉到肌肉拉伸（b）。保持该姿势30～60秒，然后用另一侧腿重复此项训练。

坐姿梨状肌拉伸

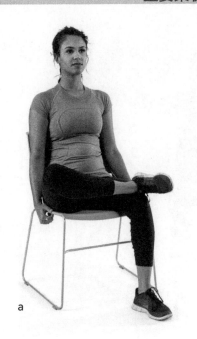
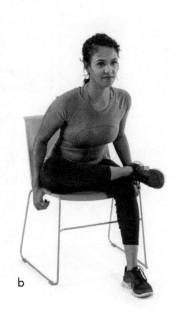

a　　　　　　　　　　　　　　　b

目标

拉伸梨状肌和臀部肌肉。

开始姿势

坐在椅子上，右脚踝交叉放在左膝盖上，右腿胫骨尽可能与地面平行（a）。

运动

坐好，挺直身体，并保持该姿势。如果需要更强的拉伸感，请将身体前倾，靠向大腿（b）。保持该姿势30～60秒，然后换另一侧重复此项训练。

胸部拉伸

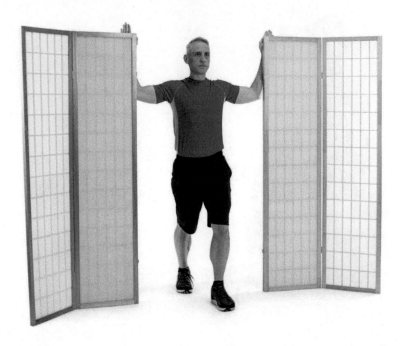

目标

拉伸前肩带（胸部）。

开始姿势

站在门框内，手臂扶住门柱，肘部弯曲90度，前臂贴在门框上。

运动

身体向前穿过门道，直到感到胸部拉伸，保持该姿势。如果这个姿势让你的腰背部感到不适，请不要前进太多。身体前进太多可能会导致腰部拱起。保持该姿势30秒并重复此项训练。

我之前已经说过，但需要重复说明的是，不是每一项运动都适合每个人。根据你特定的身体状况，一些训练可能正是你需要的，而另一些训练对你可能是忌用的。接下来的内容将讨论一些最常见的脊柱疾病，并提供一些具体建议，具体内容包括从适当的训练方法和运动量，到你应该何时改变训练方法。

第3部分

常见疾病

我不知道有多少次从新客户那里听到"我腰背不好"或"我腰痛"这样的话。这可能是我在评估过程中最常听到的话，但这些话并未给我提供什么有用的信息。这些话太笼统了。在去找修理工的时候，你会跟他说"我的车坏了"这样的话吗？那么，到底是哪一部分出了问题，出了什么问题？对待你的身体，你也应该进行同样的思考。仅仅说你腰痛并不能传达出足够的信息让我来帮助你。

我们在谈到腰痛时，可能涉及各种各样的病情，从腰椎间盘突出到腰椎滑脱，再到椎管狭窄等，每一种情况都需要通过训练进行不同的管理。还记得我在第3章中提到的那位被诊断为椎管狭窄和前滑脱的病人吗？3个星期以来，我根据她给我的信息努力帮她控制疼痛，但她的疼痛一直在加剧。后来，她拿来了磁共振检查结果。我发现自己根据她说的椎管狭窄诊断错误地对她进行了训练，而没有考虑到她的腰椎滑脱。一旦我了解了正确的诊断，就可以让她进行正确的训练，帮助其快速摆脱疼痛，走上康复的道路。但我浪费了这些时间，她遭受了不必要的痛苦。这个示例说明了，为什么在开始一个训练计划之前，与你的医生进行交谈并确保获得正确的诊断非常重要，因为这样你就可以针对你的特定疾病进行正确的训练。

以下章节是根据特定疾病进行组织的，首先从非特异性腰痛开始介绍。我们会定义每一种疾病，描述身体的物理结构发生了什么变化，讨论该疾病的禁忌证，然后解释你应该做什么，以及哪种训练适合你。这将给你提供稳定和增强腰部所需的信息，并有望提高你的生活质量。

　　本书的这一部分比前两部分更详细、更专业，但不要被吓倒。了解病情的来龙去脉非常重要，因为只有这样，你才能控制病情。大多数客户不太了解自己的病情或该病情意味着什么。他们可能听过一些术语，但这些术语没有充分解释他们的病情，或者医生用了他们听不懂的话来解释病情，而有些人因为太害羞而不敢问更多的问题。这是你的身体，了解身体是治愈它的关键。

实话实说

　　你是否注意到，许多专业人士似乎都喜欢用专业术语进行交流？专业术语在各行各业都很常见，尤其是在医学领域。有些医生常常忘记，并非所有人都是从医学院毕业的。在我教授运动生理学和运动机能学的职业生涯中，一些私人教练也会使用专业术语，也许这样做是为了给客户留下深刻的印象，或者是为了令其对自己的知识基础产生信心。但我发现，这样往往会令客户感到困惑，而不是使其明确自己的情况。在这种情况下，我想提醒大家，你需要成为自己的最佳支持者，要求医生提供详细的解释，直到你理解情况，感到完全满意。请记住，医生是为你服务的。你为他们的时间付了薪水，就应该获得收益。

　　一旦诊断出病情，你就需要了解病情并探索可能的治疗方案，包括手术、硬膜外注射、物理疗法或训练。每个医生都有自己喜欢的治疗方法，其中一些医生喜欢做手术，所以我总是建议大家在接受手术之前先征询其他意见。我意识到，大胆采取行动来治愈病情是一种诱惑，通常这是因为快速缓解疼痛的承诺太诱人了。但请记住，手术将永远改变你的身体结构。一旦做了手术，你的身体结构将再也不会像做手术之前那样。做腰部手术不是一件容易的事，它可能是一项大型手术，因此非手术选项总是值得首先考虑或尝试。一旦你对自己与医生确定的治疗方案感到满意，就可以开始治疗了。对于许多人来说，本部分的内容可用于完善这些治疗方案。

　　你应该将本部分作为一种解释和路线图，以了解你现在可以做些什么来控制腰痛。如果你已经完成了某种形式的物理治疗，这些训练对你来说应该很熟悉。重要的是先阅读整章的内容，而不是直接进行训练。每章的内容不仅会介绍病情，还会告诉你为什么要做这些训练。当你明白自己为什么要进行一项或一系列特定训练时，你就更有可能在训练时保持专注和顺从，从而获得更好的结果。

第7章

非特异性腰痛

超过80%的人在一生中的某个阶段会出现腰痛。腰痛（LBP）是人们就医的第二常见原因，仅次于普通感冒。如果你正在阅读本书，你可能目前正在遭受或者曾经遭受过腰痛的折磨。理想的情况是，你已经从医生那里获得了诊断，因此可以直接跳到适合你的病情的部分。但是，有很多腰痛患者并没有明确的疾病或诊断。他们的疾病属于广义的腰痛，或者更准确地说，是非特异性腰痛。

定义

非特异性腰痛是指不能归因于可识别的、已知的特定病理学（如感染、肿瘤、骨质疏松、腰椎骨折、结构畸形、炎症性疾病、神经根综合征或马尾综合征）的腰痛。[1]换句话说，这些腰痛没有特定来源，可能由许多不同的因素引起。

尽管腰痛很常见，但患腰痛而不去看医生的人数与去看医生的人数的比例为2∶1。[2]腰痛并不局限于任何特定年龄或人群。男性和女性、年轻人和老年人，都同样会受到腰痛的折磨。事实上，我们看到患腰痛的青少年人数有所增加。[3]

原因

许多因素都会导致腰痛。首先是机械因素，不良的姿势、错误的锻炼技术、笨拙的动作（如扭曲或弯曲）以及重复性动作都有可能导致肌肉拉伤或过度使用损伤。这些损伤很少是创伤性事件，被认为是累积性损伤。这些损伤都是长期累积形成的，但是，就像谚语中压垮骆驼的最后一根稻草一样，你的腰部终于无法承受的那一刻是十分令人难忘的。

你可以将腰痛想象成用纸牌搭成的房屋。多年来，你一次只放置一张纸牌，整个纸牌屋保持着完美的平衡，但却摇摇欲坠。直到有一天它突然被扰乱，整个结构都坍塌了。随着时间的推移，你的腰部变得越来越虚弱，只需一件小事就会让它垮掉。单个事件通常并不会造成腰部受伤，只会使腰部发生变化。

导致腰痛的另一个因素是超重或肥胖，[4]这有多种原因。首先，体重的增加会增大椎间盘受到的压力。其次，超重或肥胖的人的胃部往往从脊柱突出，这增大了对腰椎前凸（拱起）的拉力，并增大了对椎间盘和腰椎肌肉（竖脊肌、腰方肌、脊柱稳定肌肉）的压力，以保持躯干直立。当人患有腰痛时，我们经常会看到其核心肌肉组织（想想从肋骨到臀部的所有肌肉）较为虚弱。在这种情况下，我们可能要回答先有鸡还是先有蛋的问题，即是核心肌肉的虚弱导致了腰痛，还是腰痛导致了核心肌肉的虚弱？这个问题还没有定论。不管怎样，这些肌肉都是你在训练时要重点关注的。

还有一些鲜为人知的因素也与腰痛有一些关联。吸烟与腰痛有关，尽管其如何有关仍是一个谜。[5]基因和遗传因素也与腰痛有一定关系，这可能是由于关节炎的代代相传。我们还发现，运动量太小和运动量太大的人也会患有腰痛。那些从事高强度体力活动的人往往在下一次锻炼前没有获得足够的休息和恢复，会和不做任何运动，过着久坐不动的生活方式的人一样容易患腰痛。[6]

症状

让我们谈谈疼痛的严重程度和持续时间。损伤分为3类：急性（少于6周）、亚急性（6～12周）和慢性（超过12周）。[7]在只有10%～15%的急性病例中，腰痛会变成慢性的。[8]随着药物治疗和时间的推移，疼痛会自行缓解，它们往往在等待另一天再丑恶地冒出来（还记得纸牌屋吗？）。我们通过适当的训练和强化锻炼，可以防止腰痛复发。

如果没有精心制订的治疗方案和强化锻炼，腰痛复发通常只是时间问题。不同的人腰痛发作的频率和持续时间各不相同。然而，加强稳定肌肉可以缩短疼痛发作的持续时间，并使发作的间隔越来越长。如果患者以前每隔几个月就会经历4～6周的衰弱性疼痛，训练后可以减少到每9～12个月经历5～10天的衰弱性疼痛。有时腰部疼痛会持续数年，以至于客户完全忘记了自己受过伤。

治疗方案

医生通常先用药物治疗腰痛：抗炎药（NSAID），如果需要的话，还可以用肌肉松弛剂。他们可能还会建议采用物理治疗，如果他们这样做了，强烈建议你采用物理治疗。物理治疗师会教授许多你在这本书中看到的训练，你将获得针对你的特定问题的实践学习和训练计划。我还建议你购买一个大型的、质量较好的凝胶冰袋。我用的是12英寸×18.5英寸的冰袋，但还有其他各种尺寸的。我的冰箱里有两个冰袋，我可以轮流使用它们，每次使用20分钟，然后休息40分钟，再重复使用它们。

其他医生可能建议的治疗方法包括脊骨疗法、针灸和手法治疗（按摩）。根据要解决的问题以及患者和医生的情况，所有这些治疗方法都会提供一些益处。不过没有一劳永逸的治疗方法。尽管在非传统治疗方面存在科学分歧，但许多传闻都支持上述观点。我也同意这个观点。我认识许多与按摩师、脊骨神经医生和针灸师成功合作的人，只要与医生讨论并选择一个负责任的医生，他们就会推荐采用这些疗法。

实话实说

许多客户表示："我没有时间冷敷腰部。"但总有要冷敷的时候。我会在早上和下午上下班的途中冰敷我的腰部或其他需要冰敷的部位。请记住，冰敷带来的好处远远超过其花费的时间，定期进行冰敷可以促进炎症的长期减轻。早上，在30～40分钟的上班途中，我会在腰上放一个冰袋。最初的几分钟很难熬，但我很快就习惯了，然后甚至忘了它。上班后，我很幸运地有了一个冰柜，所以我可以将冰袋放在冰柜里，然后在回家的路上再冰敷一次。这样我就不会忘记冰敷，而且每天都可以进行多次冰敷。然而，如果我想在一天结束的时候在家里冰敷，我常常会忘记这件事。冰敷已经成为我的一种习惯，成了我日常生活的一部分。无论你是整天久坐不动，还是经常锻炼、旋转和弯腰，都请记住，这些都会导致腰部发炎。而冰敷是减轻炎症的最简单的方法之一，请你确保计划好时间进行冰敷。

训练侧重点

表7.1～表7.6中所述的训练计划最适合那些没有处于急性腰痛状态的人。如果你正在经历痉挛或腰痛，请等到症状减轻后再开始训练。如果你已经看过医生或物理治疗师，并且需要一个加强或维护计划来帮助预防未来的腰痛，那么这些训练非常适合你。同样，我不建议你在经历腰部痉挛的时候开始这些训练，因为此时训练会适得其反。你需要耐心等待，直到疼痛症状减轻，然后再训练，这样会获得最佳的效果。每个月，你要么增加新的训练，要么采用更高级的训练替换现有的一些训练。因为训练的目标就是不断取得进步：想要取得进步，唯一的方法就是更加努力地调整训练中的某个变量。这些变量就是运动量（训练组数和重复次数，或总的训练次数）、负荷（举起的重量）和频率（每周锻炼的天数）。每个月，你都可以期待自己的训练计划有所改变，只要不会感到任何疼痛加剧，你就可以使用新的训练计划，直到下个月。如果疼痛加剧，则回到上个月的训练，再坚持一周，然后重新尝试新的训练计划。

请记住，并不是所有训练都适合所有人。可能有一种训练对某个人很有效，但会导致另一个人严重不适。这时你只需停下来，避免那些会带来伤害的训练即可。你可以在这个月的晚些时候甚至下个月再去做这项训练，看看自己是否已经变得足够强壮，可以在没有疼痛的情况下完成该项训练。根据我的经验，可能存在某种你永远都无法进行的训练。但没关系，如果你不能执行此训练，那么它将不会对你的成功产生影响。你只进行那些不会让你感到疼痛的训练就足够了。

下面我们来讨论一下哪种疼痛可以缓解，哪种疼痛无法缓解。通常，我们会告知客户，训练时有点儿不舒服是可以接受的。人们通常将疼痛划分为1～10级，1级疼痛表示完全没有疼痛，而10级疼痛表示你能想象到的最严重的疼痛。在进行训练时，你会将自己的疼痛归为几级？如果你的疼痛是1～3级，则你可以通过训练解决它，这包括一些轻微的不适。但是如果疼痛很严重，则当天不要进行训练。你可能会在第一次或第二次重复训练时感到疼痛，并想立即停止训练。但我鼓励你多做几次训练，看看疼痛是否会消失。而此时疼痛通常都会消失。如果疼痛级别超过3级，请不要勉强进行训练。当天就跳过该训练，然后继续下一项训练。一段时间后你将开始熟悉这些训练，并养成定期进行训练的习惯。我经常告诉客户，我希望他们每天都进行训练。这听起来像是要做很多训练，但让我们面对现实吧：大多数人每周会进行3～4次训练，这就很完美了。但是当我告诉他们每周要做3～4次训练时，他们实际上可能只会每周做1～2次训练。要记住，成功取决于你的坚持，你做得越多，就会变得越强健。

开始之前：找到中立脊柱并锻炼凯格尔肌肉

第1章详细讨论了中立脊柱，但值得在此重申一遍，因为它特别适用于非特异性腰痛和下面计划中提到的训练。在谈到腰痛时，中立脊柱是指你可以在几乎没有或完全没有疼痛的情况下维持的脊柱姿势。以下训练都应在无疼痛的中立脊柱状态下进行。

中立脊柱的临床定义是髂前上棘与髂后上棘在同一平面上的脊柱姿势。虽然这些解剖标志对许多医疗保健专业人员来说意义重大，但对普通大众来说却没有那么重要。对于我们来说，中立脊柱是脊柱承受压力最小的姿势，此时颈椎、胸椎和腰椎区域的曲度相互支撑，能够为脊柱提供缓冲。我们主要关注腰椎，但请记住，如果改变某个区域的角度，其他区域也会发生改变，无论这种改变是好是坏。

你可以尝试将传统的中立脊柱想象成腰部弧度适当。如果你躺在地上，请将手放在腰部下方。这里的空间大吗？如果腰部形成的空间是一座大桥，而不是一个小小的锦鲤池上的人行桥，那么该空间就太大了。你需要将肋骨向臀部方向降低一点，使腰部稍微放平。如果这让你感到头部和颈部不舒服，并导致颈部形成一个大的拱形，请在脖子下面放一个枕头或卷起的毛巾，使其尽可能保持中立。另外，如果你的腰部完全平放在地面上，这也不是一种理想姿势。腰部应该形成一个足够高的弧度，让手指可以伸到腰部下方，但又无法伸入整个手，并且绝对不能伸入整个拳头。如果这种传统的中立脊柱让你感到不舒服或疼痛，请调整姿势，让自己感觉舒适。随着你变得更强壮，请尝试采用接近传统的中立脊柱。

你会发现，你第一个月的第一项训练就是找到并保持中立脊柱。以不会产生任何疼痛的姿势平躺（仰卧），或者随着你继续放松腰部而使疼痛减轻。接下来，找到你的凯格尔肌肉。这些肌肉通常被描述为帮助抑制尿流的肌肉。它们是你的盆底肌肉，是组成你的内在核心的一个肌肉群，你在进行训练时会稍微激活它们。不要令其太过用力，轻轻发力即可：想象采用30%的最大握力。保持该姿势20～30秒。随着你变得更强壮，维持该姿势会变得更容易。在每次训练中，你都应专注于保持盆底肌肉的激活。这可能并不容易，你可能会忘记。而一旦找到中立脊柱并激活骨盆底肌肉后，你就可以正式开始训练了。

表7.1　第1月的训练

1. 中立脊柱和凯格尔肌肉训练		保持30秒	
2. 屈膝垂降		每侧2组训练，每组重复10次	第55页
3. 脚跟滑动		每侧2组训练，每组重复10次	第56页
4. 抬腿		每侧2组训练，每组重复10次（两侧交替进行）	第57页
5. 仰卧过顶伸展		每侧2组训练，每组重复15次 为了缓解腰痛，可以进行单臂或双臂式训练，只要能保持良好的姿势，不拱起腰部	第63页
6. 骨盆下压保持		保持5秒，重复5次	第70页
7. 骨盆下压伸髋		每侧2组训练，每组重复10次（两侧交替进行）	第71页
8. 骨盆下压肩部回缩		进行2组训练，每组重复5次，每次保持5秒	第72页

（续）

表7.1 第1月的训练（续）

9. 健身球骨盆倾斜		进行2组训练，每组重复12次	第65页
10.半跪姿屈髋肌拉伸		每侧重复2次，每次保持30秒	第111页
11.门道腘绳肌拉伸或训练带腘绳肌拉伸		每侧重复2次，每次保持60秒	第112页或第113页
12.抱膝拉伸		每侧重复2次，每次保持30秒	第116页
13.坐姿侧屈		每侧重复12次，每次保持2秒	第86页

表7.2　第2月的训练

1.向上抬腿		每侧2组训练，每组重复8次（两侧交替进行）	第58页
2.仰卧放腿		每侧2组训练，每组重复10次（两侧交替进行）	第59页
3.死虫动作		每侧2组训练，每组重复8次	第61页
4.蚌式锻炼		每侧2组训练，每组重复15次	第62页
5.骨盆下压伸髋		每侧2组训练，每组重复8次（两侧交替进行）	第71页
6.骨盆下压肩部回缩		进行2组训练，每组重复8次，每次保持5秒	第72页
7.W字形骨盆下压		进行2组训练，每组重复5次，每次保持5秒	第73页
8.臀桥		进行2组训练，每组重复10次	第108页
9.半跪姿屈髋肌拉伸		每侧重复2次，每次保持30秒	第111页

（续）

表7.2 第2月的训练（续）

10.训练带腘绳肌拉伸		每侧重复2次，每次保持30秒	第113页
11.抱膝拉伸		每侧重复2次，每次保持30秒	第116页
12.仰卧梨状肌拉伸或坐姿梨状肌拉伸		每侧重复2次，每次保持30秒	第118页或第119页

表7.3 第3月的训练

1.仰卧放腿		每侧2组训练，每组重复15次（两侧交替进行）	第59页
2.死虫动作		每侧2组训练，每组重复15次	第61页
3.高级踢腿		每侧2组训练，每组重复10次	第60页

（续）

表7.3 第3月的训练（续）

4.完全平板支撑		进行2组训练，每组重复3次，每次保持10秒，2组训练之间休息3秒	第82页
5.侧身平板支撑		每侧重复2次，每次保持15秒	第83页
6.保持四肢跪姿+拍对侧手臂		每侧2组训练，每组重复12次	第77页
7.四肢跪姿伸髋抬腿		每侧2组训练，每组重复12次	第79页
8.左右摆尾		每侧2组训练，每组重复15次	第107页
9.站姿伸展手臂		每侧2组训练，每组重复8次	第105页
10.半跪姿屈髋肌拉伸		每侧重复2次，每次保持30秒	第111页

（续）

表7.3　第3月的训练（续）

11.训练带腘绳肌拉伸		每侧重复2次，每次保持30秒	第113页
12.抱膝拉伸		每侧重复2次，每次保持30秒	第116页
13.仰卧梨状肌拉伸或坐姿梨状肌拉伸		每侧重复2次，每次保持30秒	第118页或第119页

表7.4　第4月的训练

1.死虫动作		每侧2组训练，每组重复15次	第61页
2.高级踢腿		每侧2组训练，每组重复10次	第60页
3.完全平板支撑		进行2组训练，每组重复3次，每次保持10秒，2组训练之间休息3秒	第82页
4.侧身平板支撑		每侧重复2次，每次保持20秒	第83页

（续）

表7.4 第4月的训练（续）

5.稳定球坐姿臀部移动		2组训练，每组重复15次	第87页
6.稳定球坐姿抬腿		每侧2组训练，每组重复10次	第88页
7.稳定球伸髋保持		每侧2组训练，每组重复6次，每次保持5秒	第90页
8.四肢跪姿鸟狗式		每侧2组训练，每组重复8次	第80页
9.站起坐下		进行2组训练，每组重复20次	第99页
10.站姿伸展手臂		每侧2组训练，每组重复8次	第105页

（续）

表7.4　第4月的训练（续）

11.半跪姿屈髋肌拉伸		每侧重复2次，每次保持30秒	第111页
12.训练带腘绳肌拉伸		每侧重复2次，每次保持30秒	第113页
13.抱膝拉伸		每侧重复2次，每次保持30秒	第116页
14.仰卧梨状肌拉伸或坐姿梨状肌拉伸		每侧重复2次，每次保持30秒	第118页或第119页

表7.5　第5月的训练

1.完全平板支撑		重复3次，每次保持30秒	第82页
2.侧身平板支撑		每侧重复3次，每次保持30秒	第83页

（续）

表7.5 第5月的训练（续）

3.臀桥		进行2组训练，每组重复15次	第108页
4.弹力带上推		每侧2组训练，每组重复15次	第93页
5.弹力带画圈		每侧在两个方向各进行2组训练，每组重复15次	第94页
6.弹力带走步		每侧2组训练，每组重复15次	第95页
7.时钟步		每个方向进行2组训练，每组重复5次	第98页
8.稳定球坐姿抬腿		每侧2组训练，每组重复12次	第88页

（续）

表7.5 第5月的训练（续）

9.鸡翅式		每侧2组训练，每组重复10次	第106页
10.半跪姿屈髋肌拉伸		每侧重复2次，每次保持30秒	第111页
11.训练带腘绳肌拉伸		每侧重复2次，每次保持30秒	第113页
12.抱膝拉伸		每侧重复2次，每次保持30秒	第116页
13.仰卧梨状肌拉伸或坐姿梨状肌拉伸		每侧重复2次，每次保持30秒	第118页或第119页
14.内收肌拉伸		重复2次，每次保持30秒	第117页

表7.6   第6月的训练

1.完全平板支撑		重复3次，每次保持45秒	第82页
2.侧身平板支撑		每侧重复3次，每次保持30秒	第83页
3.臀桥		进行2组训练，每组重复15次	第108页
4.弹力带画圈		每侧在两个方向各进行2组训练，每组重复15次	第94页
5.弹力带走步		每侧2组训练，每组重复15次	第95页
6.站起坐下		进行2组训练，每组重复8次。为了缓解腰痛，如果单腿式太困难，可以采用双腿进行训练	第99页

（续）

表7.6 第6月的训练（续）

7. 侧卧式伸缩手臂		每侧2组训练，每组重复12次	第104页
8. 人面狮身式		重复2次，每次保持30秒	第109页
9. 鸡翅式		每侧2组训练，每组重复10次	第106页
10. 稳定球坐姿抬腿		每侧2组训练，每组重复12次	第88页
11. 稳定球走步		进行2组训练，每组重复12次	第89页

（续）

表7.6   第6月的训练（续）

12. 半跪姿屈髋肌拉伸		每侧重复2次，每次保持30秒	第111页
13. 训练带腘绳肌拉伸		每侧重复2次，每次保持30秒	第113页
14. 仰卧梨状肌拉伸或坐姿梨状肌拉伸		每侧重复2次，每次保持30秒	第118页或第119页
15. 内收肌拉伸		重复2次，每次保持30秒	第117页
16. 胸部拉伸		重复2次，每次保持30秒	第120页

继续训练

在6个月时间里，你应该能够通过以上训练进行腰痛的管理。请注意，在进行任何训练时，都应保持核心部位的稳定。我强烈建议你在这个训练阶段采用一些固定器械，因为这是恢复负重训练相对安全的方法。它们能使你处于更固定的动作轨迹上，这样能够消除自由重量训练的一些固有的不稳定性。这可能与过去某些教练告诉你的不一样，但现在你需要重新引入负重训练。如果你要求身体一次稳定太多的东西（例如你的核心、脊柱、臀部、腿部、膝盖、肩胛骨、手臂），你的身体可能还没准备好，就可能导致失败和退步。请记住，这只是暂时的，随着你在接下来的几周或几个月内变得越来越强壮，你应该将自由重量训练纳入你的日常训练中，这将给你在许多不同运动平面上保持稳定带来挑战。一旦你准备好，它将成为你增强力量的重要组成部分。另外，不要忘记训练你的下半身——臀部和腿部，它们对腰部的支撑比你想象的要多。负重踏步、深蹲和弓箭步等训练非常适合那些有非特异性腰痛的人，因为他们没有与患有其他脊柱疾病的人相同的局限性。

此外，你现在可以参加团体运动课程，比如普拉提、瑜伽或拉伸运动，但要小心。课堂老师可能会要求你做比你的脊柱此时能承受的更多的事情。你应该放缓开始的节奏，倾听身体的需求。如果内心有一个声音告诉你停下来，请听从该指示。你应该不希望自己的疼痛再次发作。

我也意识到，并非每个人都适合健身房。这样的话，如果你愿意，你可以无限期地继续第5月和第6月的训练。但请记住，身体已经习惯了它经常做的事情，如果你不做任何改变，身体可能会随着时间的流逝而停滞和衰弱。你可以增加重复次数、训练组数、保持时间，让动作变得难一些。为了挑战你的身体，我建议你在第7月及以后的时间里采用以下两种选择。

选项1

第7和第10月做第4月的训练；

第8和第11月做第5月的训练；

第9和第12月做第6月的训练。

选项2

第1、4、7和10周做第4月的训练；

第2、5、8和11周做第5月的训练；

第3、6、9和12周做第6月的训练。

通过每4周左右改变训练方式，你可以让身体保持激活状态，从而避免身体出现停滞和衰弱。身体会寻求自我平衡，如果你不断重复同样的事情，你会变得更有效率，这会导致完成该训练所需的肌肉变得更少，因此你会随着时间的推移变得更虚弱。为了避免这种情况，你可以做更多组或更多次的训练，或者增加训练时间，这些措施都会起到一定作用。通过更改训练计划，你的身体将永远不会适应训练计划，并将继续进步。你应把本章提供的训练视为你的基础和起点。这些训练可以帮助你一次又一次地加强稳定性和核心力量，帮助你减少腰痛，使你的身体更强壮、更灵活、更能抵抗伤害。

如果你在制订训练计划时需要进一步的帮助，强烈建议你聘请一个私人教练。你可以自己进行训练，也可以在他们的指导下进行训练，但要确保他们对患有非特异性腰痛的人有一定的了解或工作经验。我强烈建议你与有普拉提训练经验的人一起工作，因为普拉提是保持核心力量和身体健康的好方法。

第8章

椎间盘膨出和椎间盘突出

如果脊柱节段的活动度太大，椎间盘就很容易突出。如果我们经常进行超出活动范围的运动，脊柱就会经常出现损伤。椎间盘膨出和椎间盘突出是腰痛最常见的原因。一般来说，在30~50岁年龄段中，男性椎间盘突出比女性更常见，比例约为2:1,[1]而且这个年龄段患病率最高。[2]95%的椎间盘突出发生在下腰椎（L4~L5，L5~S1），[3]其余5%发生在颈椎和胸椎。本章将专门讨论腰椎间盘突出。

定义

椎间盘膨出是指纤维环的外环退化导致外环变形，形成从椎间盘向外延伸的突起（参见图8.1）。当纤维环遭到破坏，核被挤出环外时，就会形成椎间盘突出（参见图8.2）。

大多数椎间盘膨出和椎间盘突出都发生在椎间盘的后外侧区域。在时钟面上，这大约是5点钟和7点钟区域,12点钟是椎间盘最前面的部分。5点钟和7点钟区域更容易发生椎间盘突出，因为这些区域的盘韧带加固量与椎间盘的前部不同。不幸的是，脊髓就在这个区域，脊髓神经也位于该区域，这些神经遍布整个身体。这是一个部件过多的区域：对空间的需求较大，却没有足够的空间。这会导致椎间盘压迫神经根，从而导致疼痛。

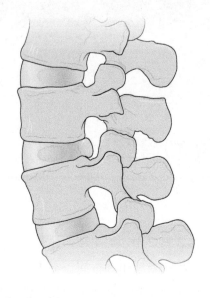

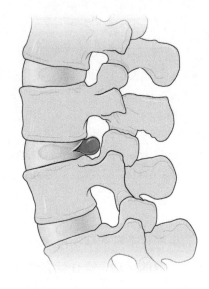

图 8.1　椎间盘膨出

图 8.2　椎间盘突出

实话实说

　　椎间盘膨出是我亲身经历的一种病。当我 20 岁出头的时候（我那时候年轻、固执、自以为什么都了解），有一次腰部严重受伤。我当时在我母亲的私人健身中心做私人教练。我们正在安装新的地毯，需要把所有器械从当前空间移出，搬到隔壁的另一间套房中。我把所有重物都堆在一个四轮小车上，推到隔壁，然后弯腰把重物从小车上卸下来。虽然确切的重量未知，但显然该重量远远超出了我的能力范围。当我举起重物的时候，我有一种撕裂的感觉，从我的臀部一直拉到我的脊柱上。我呆呆地站在那里，不敢动弹。几秒后，我可以动了，而且感觉不是太糟。但是，第二天早上我无法走路了。毫不夸张地讲，我不得不爬着去洗手间。在接下来的 48 小时里，我进行了按摩和脊骨神经治疗，这真的很神奇，在这之前我对按摩和脊骨神经治疗一无所知。我被治好了。当时我并不知道，这种腰部损伤会在我的一生中一次又一次地发作。这是我腰部问题的起因，不幸的是，多年的磨损使情况变得更糟。诊断结果是我患有多节段椎间盘膨出。而后通过训练，我可以避免大部分疼痛，但这需要我努力训练并保持警惕，使膨出的椎间盘坚固且稳定。

原因

大多数情况下，椎间盘膨出和椎间盘突出都是积累性损伤，这意味着它们会持续很长时间。这种损伤很少因一次事故或创伤而发生，尽管极端情况下也可能出现这种情况，比如车祸、从较高的楼梯上摔下来，或试图举起太重的重物等。通常，随着时间的流逝，纤维环的管壁会慢慢撕裂。正如我前面提到的那样，我们经常听人说起"压倒骆驼的最后一根稻草"的时刻，这个时刻通常是弯腰时稍微旋转了一下。我告诉客户，在这种情况下，不要做之前重复了成千上万次的弯腰捡报纸或铅笔的动作，这可能会毁了他们的腰部。其他风险因素可能包括吸烟、举重或其他负重运动，以及与工作相关的特定运动（例如重复举起重物）。[4]

症状

椎间盘膨出和椎间盘突出的症状相似，并且很容易识别。腿部麻木和刺痛是最初的症状之一。疼痛向下放射到腿部（神经根疾病）是另一种症状。这些症状是神经受到压迫或刺激的结果。椎间盘膨出和椎间盘突出会压迫神经根，神经根会将神经信号传递到腿部。你的脚会感到麻木，这种感觉类似于椎间盘受伤时感到的麻木或刺痛。麻木或刺痛的程度从轻微恼人到非常烦人，它似乎永远不会消失。当我没经过适当热身就向客户演示一个动作时，就出现了这种情况。在那之后的一周里，我的右脚脚趾一直处于麻木状态，这非常烦人，它让我很难集中精力做其他事情。

牵涉性疼痛和放射性疼痛也是椎间盘膨出或椎间盘突出的常见症状。牵涉性疼痛是指受伤部位以外的其他地方感到疼痛。放射性疼痛则始于某个部位并扩散到四肢，在椎间盘受伤的情况下，通常是扩散到腿部。我有很多患有椎间盘膨出或椎间盘突出的客户，他们的腰部疼痛很轻微，但大腿或膝盖内侧的疼痛较明显。

实话实说

事实上，在没有腰痛症状的人中，有19%～27%的人在磁共振检查中被发现有椎间盘突出。[5]任何腰痛的人可能都会想"这怎么可能"，但其实如果突出部位没有压迫和刺激神经，就不会产生疼痛。突出的椎间盘部位可能距离神经不到1毫米，但只要它没有接触到神经，人们就不会感到疼痛。

　　有各种各样医学上的肌肉测试，可以帮助你诊断椎间盘膨出或椎间盘突出。目前较为准确的诊断方式是磁共振检查，它可以准确地指出问题及其位置。磁共振检查还可以指出你是患有轻微的椎间盘膨出、完全椎间盘突出，还是介于两者之间。你应提防那些声称无须做任何成像检查就能确切知道出了什么问题的人——X线片无法显示椎间盘突出。X线片检查可能会指出存在疑点，但磁共振会说出真相。

治疗方案

　　根据医生的保守程度，治疗方案包括休息、冰敷、消炎药、物理治疗及手术。你和你的医生可以根据诊断结果选择治疗方案。良好的物理治疗不仅结果会是积极的，而且你通常可以完全康复。但是，也有需要进行手术的一些情况。如果你的医生认为有必要进行手术，我建议你征求多方意见，尤其是在你有其他选择的情况下。通常，通过保守治疗可以改善一些情况，只有大约10%的人在6周后仍然感到非常疼痛，这些人可以考虑进行手术。事实上，磁共振检查显示，椎间盘的膨出或突出的部分会随着时间的推移而逐渐消退，2/3的患者在6个月后出现突出或膨出的部分或完全消退的情况。[6]

　　物理治疗是一种常用的治疗方法，我通常建议你在做手术前进行物理治疗。理想情况下，物理治疗将会减轻炎症，缓解肌肉痉挛，并重新训练核心肌肉和脊柱稳定肌肉。你在本章和其他章中读到的大部分内容都基于参加物理治疗获得的知识。但这并不表示你可以用物理治疗代替所有治疗方案。我强烈建议你充分利用物理治疗，然后继续进行这些训练。一位优秀的物理治疗师会教你在训练过程中采用正确的身体姿势、正确的举重技巧、适当的健身和人体工程学，所有这些都针对你的椎间盘膨出或椎间盘突出。一位出色的物理治疗师会帮助你成功控制自己的病情。

禁忌证

　　在第1章，我们谈到了方向偏好（或骨盆偏斜）的概念。如果你患有椎间盘膨出或椎间盘突出，某些训练是忌用的。你需要确保进行的是正确的训练。如果你患有椎间盘膨出或椎间盘突出，主要的禁忌证是脊柱屈曲。你需要尽量避免这种情况。脊柱屈曲会给腰椎间盘施加压力，并会增大腰椎间盘膨出或椎间盘突出引起的神经根压力。

你需要使用脊柱伸展的偏斜姿势（请参见本书第18页图1.6b），这意味着你的腰部应该始终处于拱起状态。还记得我们介绍过的骨盆前倾或后倾时的情况吗？如果骨盆是一个装满水的碗，扩展偏斜会使骨盆前倾，这意味着如果你拱起腰部，骨盆就会向前倾斜，水会倒在你的身体前方（参见图8.3）。当你拱起腰部时，会向前推动椎间盘，从而减轻神经根的压力，实际上这可以使神经根完全减压。许多患有椎间盘膨出或椎间盘突出的人，当他们站着、向后倾斜、拱起腰时，都会感到更放松。事实上，这是著名的麦肯基运动疗法之一，通常会在患者确诊后为其提供这种疗法。麦肯基运动疗法是由新西兰的物理治疗师罗宾·麦肯基（Robin McKenzie）于1981年发明的。[7]麦肯基的常见运动疗法包括让身体处于脊柱伸展或伸展偏斜的运动。一项研究评估了麦肯基运动疗法在处理慢性腰痛方面的有效性，并得出结论：麦肯基运动疗法是一种有效的治疗方法，可以在短期内减轻疼痛，长期内增强功能。[8]本章中建议的许多训练都让身体处于伸展偏斜姿势。在仰卧时，确保你的腰部不是处于放平状态，你的腰部需要形成一个拱形。

我有一个客户因为椎间盘突出有严重的腰部疼痛，她甚至认为自己永远不会摆脱疼痛。通过进行正确的伸展偏斜训练，她减轻了95%的疼痛。即便如此，某些活动（比如园艺）仍会使其腰部前屈，因此在做包含大量屈曲和前屈运动的活动时，她必须谨慎对待自己的姿势。这些姿势与那些使其腰部感觉更好的姿势完全相反。坐在丈夫低矮的汽车里，她也会过度屈曲，并刺激到她的腰部。为了避免疼痛，她需要保持伸展偏斜姿势。这就要求她在进出汽车和做园艺工作时调整自己的姿势。在

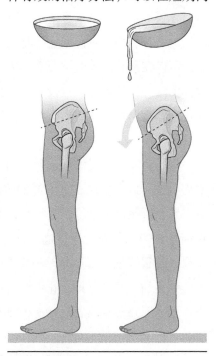

图8.3　如果将骨盆想象成一碗水，当骨盆前倾时，水会倒到前面

所有的活动中，她都必须集中精力保持腰部弧度。

在进行这些训练时，你应保持有弧度的中立脊柱，且处于伸展偏斜姿势。无论你是躺着、坐着还是站着，中立脊柱都会使你的腰部保持弧度。

训练侧重点

表8.1～表8.6描述的训练计划将有助于你控制椎间盘膨出或椎间盘突出。每个月，要么增加新的训练，要么用更高级的训练取代一些训练。这样做的目的是让你不断取得进步：要想取得进步，需要调整训练中的某些变量来增加运动难度。这些变量包括运动量（训练组数和重复次数，或总的训练次数）、负荷（举起的重量）和频率（每周锻炼的天数）。每个月你都可以期待自己的训练计划有所改变，只要不会感到任何疼痛加剧，你就可以使用新的训练计划，直到下个月。如果疼痛加剧，则回到上个月的训练，再坚持1～2周，然后重新尝试新的训练计划。

请记住，并不是所有的训练都适合每个人。可能有一种训练对某个人很有效，但会导致另一个人严重不适。这时你只需避免那些会带来伤害的训练即可。你可以在这个月晚些时候甚至下个月再去做这项训练，看看自己是否已经变得足够强壮，可以在没有疼痛的情况下完成该项训练。根据我的经验，可能存在某种你永远都无法进行的训练，这没关系。如果你不能完成此项训练，那么它将不会对你的成功产生影响。你要做一些不会让你感到疼痛的训练，避免那些会让你感到疼痛的训练。

但是，有时轻微不适表明你的伸展和屈曲超出了你目前的承受能力。什么样的疼痛是可以接受的，什么样的疼痛是不可以接受的？通常，我们会告知客户，有点儿不舒服没关系。在进行训练时，你可以对自己的疼痛进行分级。如果你的疼痛是1～3级，则你可以通过训练解决它，这可能包括一些轻微的不适。但是，如果疼痛很严重，则你当天不要进行训练。你可能会在第一次或第二次重复训练时感到疼痛，并想立即停止训练。但我鼓励你多做几次训练，看看疼痛是否会消失。而此时疼痛通常都会消失。如果疼痛级别超过3级，请不要勉强自己进行训练。当天就跳过该训练，继续下一个训练。如果每次训练导致的疼痛都超过了3级，则暂停训练1～2天。等疼痛缓解后，再尝试一次。如果疼痛仍然存在，请联系你的医生。

下面你将开始这些训练，并养成定期训练的习惯。我告诉客户每天都要训练，这听起来像是要做很多训练，但让我们面对现实吧：大多数人每周会进行3～4次训练，这就很完美了。但是当我告诉他们每周要做3～4次训练时，他们实际上可能每周只会做1～2次训练。要记住，成功取决于你的坚持，你训练得越多，就会变得越强健。

开始之前：找到中立脊柱并锻炼凯格尔肌肉

第1章详细讨论了中立脊柱，但值得在此重申一遍，因为它特别适用于椎间盘膨出或椎间盘突出和下面计划中提到的训练。在谈到腰痛时，中立脊柱是指你可以在几乎没有或完全没有疼痛的情况下维持的脊柱姿势。以下训练都应在无疼痛的中立脊柱状态下进行。

中立脊柱的临床定义是髂前上棘与髂后上棘在同一平面上的脊柱姿势。虽然这些术语对许多医疗保健专业人员来说意义重大，但对普通大众来说却没有那么重要。对于我们来说，中立脊柱是脊柱承受压力最小的姿势，此时颈椎、胸椎和腰椎区域的曲度相互支撑，能够为脊柱提供缓冲。我们主要关注腰椎，但请记住，如果改变某个区域的角度，其他区域也会发生改变。对于患有椎间盘膨出或椎间盘突出的人来说，骨盆应处于前倾状态（伸展偏斜），因此脊柱形成较大的拱形是很常见的，这种姿势会减轻疼痛，让患者感觉更好。此时，形成较大拱形的姿势被认为是你的中立脊柱。

你可能正在处理多种疾病，并伴有椎间盘膨出或椎间盘突出，而且在处于伸展偏斜姿势时可能会引起疼痛或其他不适。你不要强迫自己做出让自己痛苦的姿势。你如果患有椎管狭窄或腰椎滑脱，就应在继续阅读本章后面的内容之前阅读第9章和第10章。当骨盆稍微向后倾斜（更平坦的腰部姿势）时，你可能会感觉好一些。这些章节中的训练对你而言可能更安全。请听从身体的意愿，如果腰部稍微变平或完全变平让你感觉好一些，请完成对应你的其他病情的章节中的训练。

你会发现，你第一个月的第一项训练就是找到并保持中立脊柱，以不会产生任何疼痛的姿势平躺（仰卧），或者继续放松腰部而使疼痛减轻。接下来，找到你的凯格尔肌肉。这些肌肉通常被描述为帮助抑制尿流的肌肉。它们是你的盆底肌肉，是组成你的内在核心的一个肌肉群，你在进行训练时需要稍微激活它们。不要太过用力，轻轻发力即可：想象采用30%的最大握力。保持该姿势20～30秒。随着你变得更强壮，维持该姿势会变得更容易。在每次训练中，你都应专注于保持这些肌肉的激活。这可能并不容易，你可能会忘记。而一旦找到中立脊柱并激活盆底肌肉后，你就可以开始训练了。

表8.1　第1月的训练

1.中立脊柱和凯格尔肌肉训练		保持30秒	
2.屈膝垂降		每侧2组训练,每组重复10次	第55页
3.脚跟滑动		每侧2组训练,每组重复10次(两侧交替进行)	第56页
4.抬腿		每侧2组训练,每组重复10次(两侧交替进行)	第57页
5.骨盆下压保持		重复5次,每次保持10秒	第70页
6.骨盆下压伸髋		每侧2组训练,每组重复10次,每次保持1秒(两侧交替进行)	第71页
7.半跪姿屈髋肌拉伸		每侧2组训练,每次保持30秒	第111页
8.门道腘绳肌拉伸		每侧2组训练,每次保持60秒	第112页

表8.2　第2月的训练

1.屈膝垂降		每侧2组训练，每组重复20次	第55页
2.抬腿		每侧2组训练，每组重复20次（两侧交替进行）	第57页
3.向上抬腿		每侧2组训练，每组重复10次（两侧交替进行）	第58页
4.仰卧放腿		每侧2组训练，每组重复10次（两侧交替进行）	第59页
5.直背臀桥		进行2组训练，每组重复10次	第64页
6.骨盆下压伸髋		每侧2组训练，每组重复10次，每次保持1秒（两侧交替进行）	第71页
7.骨盆下压肩部回缩		进行2组训练，每组重复5次，每次保持5秒	第72页
8.半跪姿屈髋肌拉伸		每侧2组训练，每次保持30秒	第111页
9.门道腘绳肌拉伸		每侧2组训练，每次保持60秒	第112页

表8.3　第3月的训练

1.向上抬腿		每侧2组训练，每组重复20次（两侧交替进行）	第58页
2.仰卧放腿		每侧2组训练，每组重复20次（两侧交替进行）	第59页
3.死虫动作		每侧2组训练，每组重复20次	第61页
4.高级踢腿		每侧2组训练，每组重复8次	第60页
5.直背臀桥		进行2组训练，每组重复20次	第64页
6.四肢跪姿伸髋抬腿		每侧2组训练，每组重复10次	第79页
7.四肢跪姿鸟狗式		每侧2组训练，每组重复10次	第80页
8.半跪姿屈髋肌拉伸		每侧2组训练，每次保持30秒	第111页
9.训练带腘绳肌拉伸		每侧2组训练，每次保持60秒	第113页

表8.4 第4月的训练

1.死虫动作		每侧2组训练，每组重复20次	第61页
2.高级踢腿		每侧2组训练，每组重复12次	第60页
3.直背臀桥		进行2组训练，每组重复20次	第64页
4.稳定球伸髋保持		进行2组训练，每组重复5次，每次保持10秒	第90页
5.稳定球鸟狗式		每侧2组训练，每组重复8次，保持后倾姿势	第91页
6.弹力带上推		每侧2组训练，每组重复12次	第93页
7.弹力带画圈		每侧在两个方向各进行2组训练，每组重复12次	第94页

（续）

表8.4　第4月的训练（续）

8.高位平板支撑		进行2组训练，每组最少保持10秒，最多保持30秒	第81页
9.站姿伸展手臂		每侧重复8次	第105页
10.半跪姿屈髋肌拉伸		每侧2组训练，每次保持30秒	第111页
11.训练带腘绳肌拉伸		每侧2组训练，每次保持60秒	第113页

表8.5　第5月的训练

1.弹力带上推		每侧2组训练，每组重复12次	第93页
2.弹力带画圈		每侧在两个方向各进行2组训练，每组重复12次	第94页
3.弹力带走步		每侧2组训练，每组重复5次	第95页
4.完全平板支撑		进行2组训练，每组重复3次，每次保持10秒，2组训练之间休息10秒	第82页
5.稳定球伸髋保持		每侧2组训练，每组重复5次，每次保持10秒	第90页
6.稳定球鸟狗式		每侧2组训练，每组重复8次	第91页

（续）

表8.5　第5月的训练（续）

7.站起坐下		进行2组训练，每组重复30次	第99页
8.时钟步		每个方向进行2组训练，每组重复5次	第98页
9.站姿伸展手臂		每侧2组训练，每组重复8次	第105页
10.半跪姿屈髋肌拉伸		每侧2组训练，每次保持30秒	第111页
11.训练带腘绳肌拉伸		每侧2组训练，每次保持60秒	第113页

表8.6　第6月的训练

1.弹力带上推		每侧2组训练，每组重复12次	第93页
2.弹力带画圈		每侧在两个方向各进行2组训练，每组重复12次	第94页
3.弹力带走步		每侧2组训练，每组重复5次	第95页
4.完全平板支撑		进行2组训练，每组重复5次，每次保持10秒，2组训练之间休息3秒	第82页
5.鸡翅式		每侧1组练习，每组重复12次	第106页

（续）

表8.6　第6月的训练（续）

6.弹力带单臂划船		每侧2组训练，每组重复5次，每次保持10秒	第96页
7.弹力带单臂推举		每侧2组训练，每组重复8次	第97页
8.站起坐下		进行2组训练，每组重复30次	第99页
9.时钟步		每个方向进行2组训练，每组重复5次	第98页
10.半跪姿屈髋肌拉伸		每侧重复2次，每次保持30秒	第111页
11.训练带腘绳肌拉伸		每侧重复2次，每次保持60秒	第113页

继续训练

在第6月结束的时候，你应该在训练计划中纳入一般的负重训练。不要过快地对你的身体提出太多要求，应从小处着手，开始的时候用较轻的重量，然后逐渐增加重量。我强烈建议你在这个训练阶段使用一些固定器械，因为这是恢复负重训练相对安全的方法。固定器械能使你处于更固定的动作轨迹，能够消除一些自由重量训练固有的不稳定性。这可能与过去某些教练告诉你的不一样，现在你的身体需要重新引入负重训练，如果对身体要求太多，可能会导致失败和退步。请记住，这只是暂时的，当你变得更强壮时，就可以将自由重量训练重新纳入你的训练计划。这将给你在许多不同运动平面上保持稳定带来挑战，一旦你准备好，它将成为你增强力量的重要组成部分。

每次训练，尤其是坐着训练时，你需要确保你的脊柱稍微保持弧度，因为你有椎间盘膨出或椎间盘突出。请将注意力集中在保持脊柱的伸展偏斜上。你需要确保自己在坐下时不会收起尾骨，并使腰部变平。你在整个训练过程中都要保持腰部弧度。

我也意识到，并非每个人都属于健身房。这样的话，如果你愿意，你可以无限期地继续第5月的训练。但请记住，身体已经习惯了它经常做的事情，如果你不做任何改变，身体可能会随着时间的流逝而停滞和衰弱。你可以增加重复次数、训练组数、保持时间，让训练变得难一些。为了挑战你的身体，我建议你在第7月及以后的时间里采用以下两种选择。

选项1

第7月和第10月做第4月的训练；
第8月和第11月做第5月的训练；
第9月和第12月做第6月的训练。

选项2

第1、4、7和10周做第4月的训练；
第2、5、8和11周做第5月的训练；
第3、6、9和12周做第6月的训练。

通过每4周左右改变训练方式，你可以让身体保持激活状态，避免身体出现停滞。身体会寻求自我平衡，如果你不断重复同样的事情，你会变得更有效率，这会导致完成该项训练所需的肌肉变得更少，因此你会随着时间的推移变得更虚弱。为了避免这种情况，你可以做更多组或更多次的训练，或者增加训练时间。这些措施都会起到一定作用。通过更改训练计划，你的身体将永远不会适应训练计划，并将继续进步。随着你的进步，逐渐变得更强壮时，疼痛和不适感可能会逐渐减轻，症状的严重程度也会逐渐减弱，并有望随着时间的流逝而消失。请记住，你的目标是让脊柱变得稳定，当你变得越来越稳定时，你会发现自己感觉越来越好。

如果你在制订训练计划时需要更多的帮助，建议你聘请一位私人教练，设计一个你可以遵循的计划。确保他们对患有椎间盘膨出或突出的人有一定的了解。我强烈建议你与具有普拉提训练经验的人一起工作，因为普拉提是保持核心力量和身体强健的一种好方法，许多普拉提教练都有与椎间盘膨出或突出患者合作的经验。

第9章

腰椎滑脱

脊椎滑脱是一种脊柱疾病，指一个椎体从另一个椎体上滑动，最常见于腰骶区域的L4和L5椎体之间。身体衰退似乎是脊椎滑脱产生的主要原因，50岁以下的人群中很少出现这种疾病。女性发生脊椎滑脱的可能性是男性的5倍。[1]大多数人将磁共振检查结果告诉我时都会忽略脊椎滑脱。为什么呢？因为很多时候，人们不知道脊椎滑脱是什么，所以他们会忽略它。

定义

脊椎滑脱（spondylolisthesis）这个词源自希腊语中的脱位或滑脱。这意味着在特定的脊椎节段（两个椎骨和位于中间的椎间盘）中，顶部椎骨从底部椎骨上滑落。最常见的脊椎滑脱是前滑脱，即顶部椎骨向前滑过底部椎骨（参见图9.1）。

如果考虑到腰椎的自然前凸（弯曲），椎体应该在腰椎的下部向下滑落。重力不断拉扯着这些椎骨。有一种理论表明，较高的体重指数与女性脊椎滑脱的发展存在着一定的关联。[2]

虽然还需要更多的研究来证实，但脊柱负荷的增加可能是导致前滑脱的一个因素。[3]

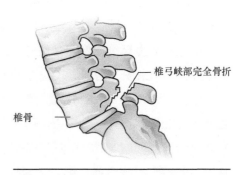

图9.1　脊柱前滑脱是一种常见的脊椎滑脱

　　脊椎滑脱的诊断通常用等级来表示滑脱的程度，以便区分其严重程度。1～5级的定义如下。

- 1级：1%～25%的滑脱。
- 2级：26%～50%的滑脱。
- 3级：51%～75%的滑脱。
- 4级：76%～100%的滑脱。
- 5级：完全脱位，超过100%的滑脱。

　　根据克利夫兰诊所的说法，1级和2级滑脱通常不需要做手术，首先应考虑采用更保守的治疗方法。如果疼痛持续存在且功能受损，则可能是3级、4级、5级滑脱，这些等级的滑脱可能需要进行手术。[4]

原因

　　两种最常见的脊椎滑脱是创伤性和退行性滑脱。创伤性滑脱是急性创伤，涉及椎体后部的骨质或软组织，并伴有一个椎体从另一个椎体上滑脱的迹象。[5]这种类型的创伤，是由非常大的力量撞击了脊柱，使得一个椎体从另一个椎体上滑脱造成的。这种情况最常出现在交通事故和严重跌倒事件中，在这些事件中，身体（特别是脊柱）会受到很大的剪切力。最常出现创伤性滑脱的部位是脊柱最底部的L5～S1椎体，即腰骶交界处。这种类型的滑脱通常伴随有导致不稳定性的区域的脊柱骨折，以致出现了滑脱。

　　另一种常见的滑脱类型是退行性滑脱。退行性滑脱通常与年龄有关，是长期积累的脊柱压力导致的椎间盘和脊柱退化所致。我们通常会在L4～L5椎体处看到这种类型的滑脱。这种形式的滑脱通常相当稳定，患者可能很长一段时间都不会察觉，直到有什么东西引起腰痛。椎间盘退化程度越高（意味着椎间盘的高度越低），该区域就越稳定。一种观点认为，退化过程的作用是"对滑脱的进一步发展进行自我限制"。[6]椎间盘退化得越严重，滑脱就越少。但是，这并不意味着这个人就不会感到疼痛。第10章将讨论椎管狭窄，即椎间盘退化和椎间盘间隙狭窄，这种疾病同样会引起疼痛。

实话实说

我有一个客户，因退行性腰椎滑脱引起的严重腰痛来到了我这里。随着时间的推移，他变得更强壮了，腰部也相对不那么疼了。他疼痛减轻的部分原因，似乎是其腰部的退化发展到了使其固定于不产生疼痛的姿势的程度。这是退化过程的一个潜在结果。然而，事情并不总是以这样方式结束：他的腰部很容易融合，以至于压迫神经，这会给他带来更多的不适和疼痛。疼痛减轻是由于他运气好，还是由于他刻苦锻炼并保持骨盆处于正确的位置，我们不知道，但他非常感激我能让他多年来一直保持强壮和稳定。

症状

外伤性腰椎滑脱的主要症状是疼痛。腰椎滑脱患者中约有一半的人受到神经系统问题的困扰，无论是运动（累及肌肉）还是感觉（麻木、刺痛或放射性疼痛），这通常是由于椎间孔出来的神经根受到压迫所致。[7]退行性腰椎滑脱的常见症状是腰部整片疼痛或痉挛、肌肉痉挛、麻木、刺痛或向下放射到腿部的神经根性疼痛。这些症状可能是间歇性的，也可能是持续性的。

腰椎滑脱通常用X线片进行诊断，但磁共振可以显示更多细节，能够更好地展示神经和组织的实际情况。

治疗方案

保守的非手术治疗通常是首选治疗方案。这些措施可能包括抗炎药、硬膜外或类固醇注射以及物理疗法。抗炎药和硬膜外注射有助于减轻炎症和减缓疼痛区域症状。物理疗法可以重新唤醒和训练肌肉，让它们更好地稳定脊柱，而这正是你的训练目标。这些训练不应代替物理疗法，而是用来加强你在物理疗法中学到的知识，并以此为基础。

在大多数情况下，患者应该在保守治疗方案用尽后才考虑进行手术。这里采用的外科手术通常是椎板切除术或脊柱融合术（关于脊柱手术的更多信息，请参见本书第11章）。椎板切除术将帮助神经减压，而脊柱融合术将通过固定关节来稳定关节。脊柱融合术可以通过许多不同的方式完成，你的医生通常会根据病情的严重程度来确定方法。

这是一种非常复杂的手术（与关节置换术一样复杂），你不应掉以轻心。用人造物体替换椎间盘，会永远改变你的脊柱结构。

并非所有的腰椎滑脱都会导致疼痛。请记住，如果不稳定程度不足以引起任何神经压迫，就可能不会造成任何疼痛。但是，如果你被诊断出患有腰椎滑脱，你就可以从本章介绍的训练中受益——你目前没有感到疼痛并不意味着你永远不会感到疼痛。你可以将训练视为一种预防性措施。我可以告诉你，有许多客户希望他们在几年前，在疼痛加剧之前就开始训练。

禁忌证

当我看到某人的磁共振检查报告中记录着腰椎滑脱时，我的脑海中就会浮现一个危险信号，因为这表明该客户存在骨盆偏斜，并伴有一些严格的禁忌证。任何患有腰椎滑脱的人都应保持骨盆后倾，这意味着你的骨盆"碗"需要处于倾斜状态，让水向后溢出（参见图9.2）。

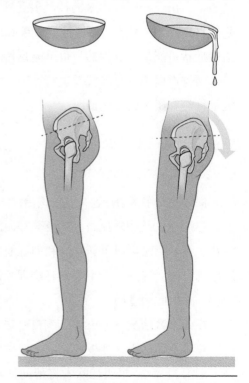

另一种方式是，在躺着的时候，你需要通过收起骨盆，使腰部更平。

将你的骨盆想象成一个时钟的钟面，6点钟位于肚脐处，12点钟位于大腿之间（参见图9.3）。想象在时钟的中心（时钟的指针围绕其旋转的地方）有一颗弹珠。收起骨盆，让弹珠滚向6点钟方向，然后使其返回时钟中心。请勿使骨盆向另一个方向倾斜，这是一个危险之举！收起尾骨，使腰部变平，这才会让你感到舒适。

这里的主要禁忌证就是拱起腰部。千万不要拱腰！保持骨盆向后倾斜，就能保证腰部和脊柱的安全。你将在给定

图9.2 将骨盆想象成一碗水，当骨盆后倾时，水就会向后溢出

的训练中学习如何做到这一点。训练的过程如下：

仰卧、俯卧、四肢跪姿、坐姿，最后是站姿。

我意识到，以向后倾斜的姿势站立和走路，会让人联想到将皮带拉到胸口的老人，但那是极端的情况。我希望你的脊柱稍微平一些，骨盆稍微收起来一些，这样在你感受脊柱的时候，可能会感觉腰部变软了。对脊柱肌肉来说，这是轻微拉伸，尤其是在你的腰椎曲度严重过大的时候。

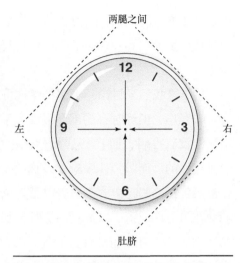

图9.3 将你的骨盆想象成一个钟面，找到6点钟的位置

这些脊柱肌肉一直处于恒定的张力下，始终保持收缩状态。我们希望这些肌肉是柔软的，甚至是放松的。而这需要时间，耐心一点。因为这些肌肉承受这种持续的张力可能已有很多年了。逆转多年的肌肉记忆需要时间。

训练侧重点

表9.1~表9.6描述的训练计划将有助于你控制腰椎滑脱。每个月，你要么增加新的训练，要么用更高级的训练取代当前的一些训练。这样做的目标就是让你不断取得进步：想要取得进步，唯一的方法就是通过调整训练中某个变量来增加运动难度。这些变量就是运动量（训练组数和重复次数，或总的训练次数）、负荷（举起的重量）和频率（每周的训练天数）。每个月，你都可以期待自己的训练计划有所改变，只要不会感到任何疼痛加剧，你就可以使用新的训练计划，直到下个月。如果疼痛加剧，则回到上个月的训练，再坚持一周或两周，然后重新尝试新的训练计划。

请记住，并不是所有的训练都适合每个人。可能有一种训练对某个人很有效，但会导致另一个人严重不适。你只需避免那些带来伤害的训练即可。你可以在这个月晚些的时候甚至下个月再去做这项训练，看看自己是否已经变得足够强壮，可以在没有疼痛的情况下完成该项训练。根据我的经验，可能存在某种你永远都无法进行的训练，这没关系，如果你不能执行此项训练，那么它将不会对你的成功产生影响。做一些不会让你感到疼痛的训练，避免那些会让你感到疼痛的训练。

接下来我们来讨论一下哪种疼痛可以缓解，哪种疼痛无法缓解。通常，我们会告知客户，训练时有些不舒服没关系。人们通常将疼痛划分为1～10级，1级表示完全没有疼痛，而10级表示你能想象到的最严重的疼痛。在进行训练时，你会将自己的疼痛归为几级？如果你的疼痛是1～3级，则你可以通过训练解决它，这可能包括一些轻微的不适。但是如果疼痛很严重，则当天不要进行训练。你可能会在第一次或第二次重复训练时感到疼痛，并想立即停止训练。我鼓励你多做几次训练，看看疼痛是否会消失。而此时疼痛通常会消失。如果疼痛级别超过3级，请不要勉强自己进行训练。当天就跳过该训练，继续下一项训练。如果每次训练导致的疼痛超过了3级，则暂停训练一到两天。等疼痛缓解后，再尝试一下。如果疼痛仍然存在，请联系你的医生。

下面你将开始熟悉这些训练，并养成定期训练的习惯。我告诉客户每天都要训练，这听起来像是要做很多训练，但让我们面对现实吧：大多数人每周会进行3～4次训练，这就很完美了。但是当我告诉他们每周要做3～4次训练时，他们实际上可能每周只会做1～2次训练。要记住，成功取决于你的坚持，你训练得越多，就会变得越强健。

对于前几项训练，我建议使用健身球，因为它具有出色的触觉反馈。它非常结实，你可以靠在上面，而且它还具有充足的弹性。普通大小的沙滩球也是可以的。如果使用沙滩球进行训练，我建议大多数人采用20英寸（51厘米）的沙滩球。沙滩球是一种经济的选择，但它不能提供与健身球相同的触觉反馈。我们将使用放了大部分气的健身球（还剩20%～25%的气）。在给健身球充气的时候，我通常大口吹两次气。你可以使用这个量，看看感觉如何。如果你感觉健身球充得太饱，让你好像悬在空中，请放出一些气。如果你坐在球上的时候触底了，则需要为它充更多的气。

躺下时，将健身球放在骨盆下方，而不是腰部下方。健身球应该位于骶骨下面，你的骶骨应该是水平的。为了找到这个位置，建议你躺在球上，将球放在腰部下方，然后坐起来，将球尽可能地压在臀部下方。完成此操作后，身体慢慢向后卷曲，双脚保持在地面上，膝盖大约呈90度角。如果你感觉球试图拱起你的腰部，则表明球太高了，应该让它朝你的腰部移动。如果健身球使你处于团缩姿势，则表明球太低了。在这两者之间，略低比略高更可取，尤其是对于患有腰椎滑脱的人。

开始之前：找到中立脊柱并锻炼凯格尔肌肉

第1章详细讨论了中立脊柱，但值得在此重申一遍，因为它特别适用于腰椎滑脱和下面计划中规定的训练。在谈到腰痛时，脊柱中立是指你可以在几乎没有或没有疼痛的情况下维持的脊柱姿势。以下训练都应在无疼痛的中立脊柱状态下进行。

中立脊柱的临床定义是髂前上棘与髂后上棘在同一平面上的脊柱姿势。虽然这些解剖标志对许多医疗保健专业人员来说意义重大，但对普通大众来说却没有那么重要。对于我们来说，中立脊柱是脊柱承受压力最小的姿势，此时颈椎、胸椎和腰椎区域的曲度相互支撑，能够为脊柱提供缓冲。我们主要关注腰椎，但请记住，如果改变某个区域的角度，其他区域也会发生改变，无论是好是坏。对于患有腰椎滑脱的人，脊柱和骨盆需要处于屈曲偏斜状态，腰椎处于屈曲状态，骨盆处于向后倾斜状态（参见第164页图9.2）。在仰卧姿势下，这意味着躺下时腰部需保持平坦，且骨盆收起。为了在俯卧姿势中实现这种平躺姿势，建议在你的腹部下面放一或两个枕头，这会使脊柱保持屈曲。

你会发现，你第一个月的第一项训练就是找到并保持中立脊柱。以不会产生任何疼痛的姿势平躺（仰卧），或者随着你继续放松腰部而使疼痛减轻。接下来，找到你的凯格尔肌肉。这些肌肉通常被描述为帮助抑制尿流的肌肉。它们是你的盆底肌肉，是组成你内在核心的一个肌肉群，你在进行训练时需要稍微激活它们。不要令其太过用力，轻轻发力即可：想象采用30%的最大握力。保持该姿势20～30秒。随着你变得更强壮，维持该姿势会变得更容易。在每次训练中，你都应专注于保持肌肉的激活。这可能并不容易，你可能会忘记。而一旦找到中立脊柱并激活骨盆底肌肉后，你就可以开始训练了。

表9.1　第1月的训练

1.中立脊柱和凯格尔肌肉训练		保持30秒	
2.健身球骨盆倾斜（和保持）		进行2组训练，每组重复5次，每次保持5秒	第65页
3.健身球骨盆倾斜		进行2组训练，每组重复10次	第65页
4.健身球抬腿		每侧2组训练，每组重复10次（两侧交替进行）	第66页
5.仰卧腰椎拉伸		进行2组训练，每组保持30秒	第114页
6.脚跟滑动		每侧2组训练，每组重复10次 对于腰椎滑脱，要保持背部平坦。在伸展腿部时，不要让腰部拱起	第56页
7.屈膝垂降		每侧2组训练，每组重复10次 对于腰椎滑脱，要保持腰部平坦	第55页
8.猫牛式		进行2组训练，每组重复10次 对于腰椎滑脱，要关注背部的圆滑度，不要拱起腰部	第103页

（续）

表9.1 第1月的训练（续）

9.门道腘绳肌拉伸		进行2组训练，每组保持60秒 对于腰椎滑脱，要保持对侧膝盖弯曲和腰部平坦	第112页
10.抱膝拉伸		每侧重复2次，每次保持30秒	第116页

表9.2 第2月的训练

1.健身球骨盆倾斜		进行2组训练，每组重复20次	第65页
2.健身球抬腿		每侧2组训练，每组重复10次（两侧交替进行）	第66页
3.健身球倾斜向上抬腿		每侧2组训练，每组重复8次（两侧交替进行）	第67页
4.骨盆倾斜健身球仰卧放腿		每侧2组训练，每组重复8次（两侧交替进行）	第68页
5.仰卧腰椎拉伸		进行2组训练，每组保持30秒	第114页

（续）

表9.2　第2月的训练（续）

6.脚跟滑动		每侧2组训练，每组重复20次	第56页
7.仰卧过顶伸展		每侧2组训练，每组重复10次	第63页
8.死虫动作		每侧2组训练，每组重复8次 对于腰椎滑脱，要保持腰部平坦	第61页
9.训练带腘绳肌拉伸		每侧2组训练，每次保持30秒 对于腰椎滑脱，要保持对侧膝盖弯曲和背部平坦	第113页
10.抱膝拉伸		每侧重复2次，每次保持30秒	第116页
11.坐姿腰椎拉伸		重复2次，每次保持30秒	第115页

表9.3 第3月的训练

动作	图示	说明	页码
1. 健身球骨盆倾斜	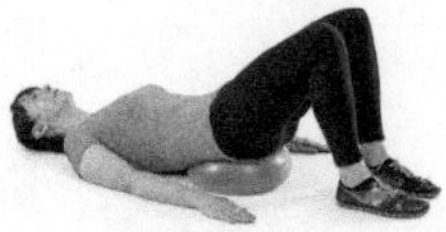	进行2组训练，每组重复20次	第65页
2. 健身球倾斜向上抬腿	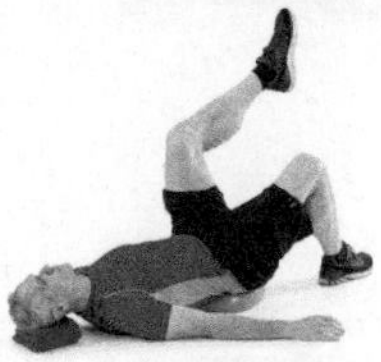	每侧2组训练，每组重复8次（两侧交替进行）	第67页
3. 骨盆倾斜健身球仰卧放腿	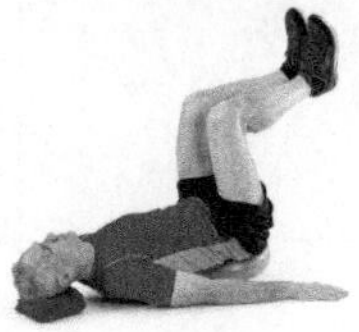	每侧2组训练，每组重复8次（两侧交替进行）	第68页
4. 仰卧腰椎拉伸	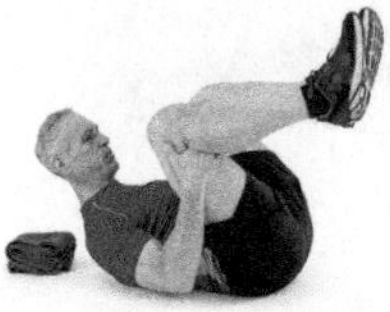	进行2组训练，每组保持30秒	第114页
5. 死虫动作	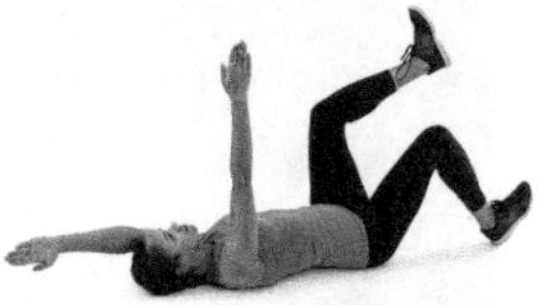	每侧2组训练，每组重复12次 对于腰椎滑脱，要保持腰部平坦	第61页
6. 臀桥	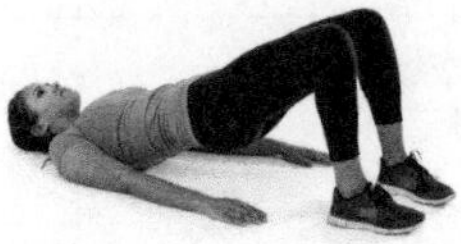	进行2组训练，每组重复12次 对于腰椎滑脱，注意力应集中在骨盆倾斜上	第108页
7. 骨盆下压保持	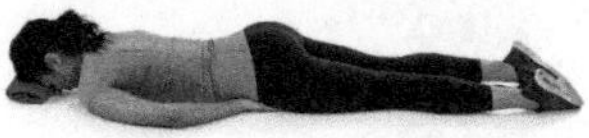	重复5次，每次保持5秒 对于腰椎滑脱，要在腹部下方放置一个枕头，使骨盆向后倾斜	第70页

（续）

表9.3　第3月的训练（续）

8.骨盆下压伸髋		每侧2组训练，每组重复8次 对于腰椎滑脱，应在腹部下方放置一个枕头，使骨盆向后倾斜，并将注意力集中在保持较小的运动范围上	第71页
9.保持四肢跪姿+拍对侧手臂		每侧2组训练，每组重复12次	第77页
10.四肢跪姿髋部伸展滑动		每侧2组训练，每组重复8次 对于腰椎滑脱，腰部和骨盆应始终保持略微收起，不要拱起腰部	第78页
11.半跪姿屈髋肌拉伸		每侧2组训练，每次保持30秒 对于腰椎滑脱，骨盆应向后倾斜，不要拱起腰部	第111页
12.训练带腘绳肌拉伸		每侧2组训练，每次保持60秒	第113页
13.坐姿腰椎拉伸		重复2次，每次保持30秒	第115页

表9.4 第4月的训练

动作	图示	次数	页码
1.健身球骨盆倾斜	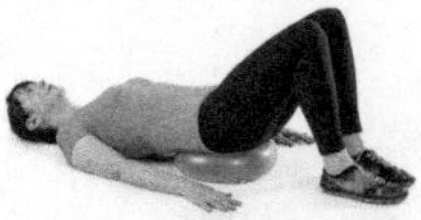	重复20次	第65页
2. 健身球倾斜向上抬腿	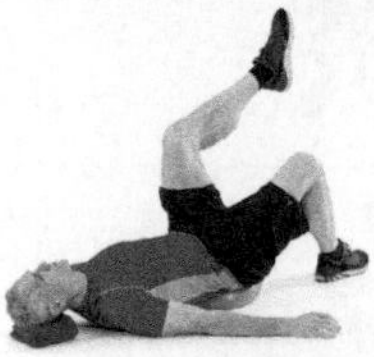	每侧2组训练,每组重复8次(两侧交替进行)	第67页
3.骨盆倾斜健身球仰卧放腿	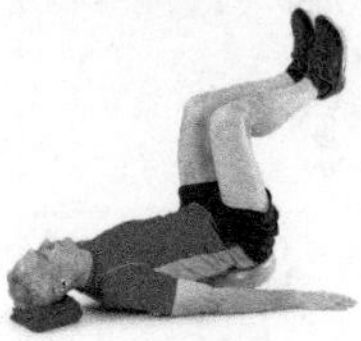	每侧2组训练,每组重复8次(两侧交替进行)	第68页
4.仰卧腰椎拉伸	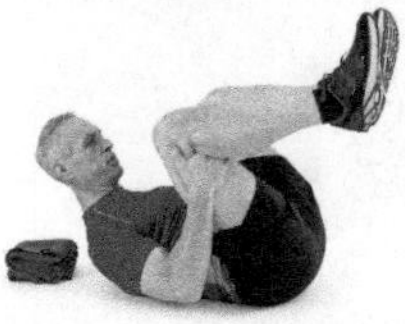	进行2组训练,每组保持30秒	第114页
5.死虫动作	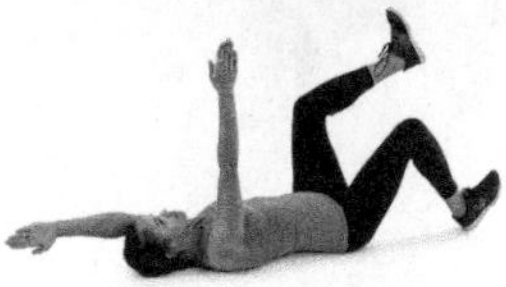	每侧2组训练,每组重复12次 对于腰椎滑脱,要保持腰部平坦	第61页
6.臀桥	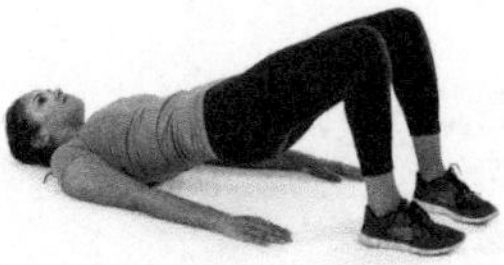	进行2组训练,每组重复12次 对于腰椎滑脱,注意力应集中在骨盆倾斜上	第108页
7.骨盆下压伸髋	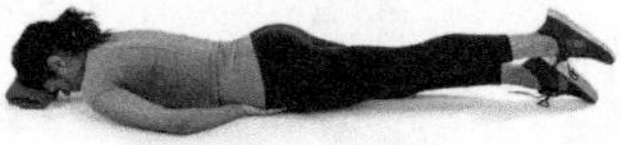	每侧2组训练,每组重复8次 对于腰椎滑脱,应在腹部下方放置一个枕头,使骨盆向后倾斜,并将注意力集中在保持较小的运动范围上	第71页

(续)

表9.4   第4月的训练（续）

8.稳定球坐姿臀部移动		进行2组训练，每组重复20次 对于腰椎滑脱，只进行从左到右的移位	第87页
9.稳定球坐姿抬腿		每侧2组训练，每组重复8次	第88页
10.稳定球走步		进行2组训练，每组重复8次 开始走动的时候，身体向后倾斜	第89页
11.稳定球伸髋保持		每侧进行2组训练，每组重复5次，每次保持5秒 对于椎管狭窄，请保持骨盆向后倾斜，注意力集中在保持较小的运动范围上，不要拱起腰部	第90页
12.站起坐下		进行2组训练，每组重复25次 对于腰椎滑脱，一定要轻轻地坐下	第99页

（续）

表9.4　第4月的训练（续）

13.半跪姿屈髋肌拉伸		每侧重复2次，每次保持30秒 对于腰椎滑脱，骨盆应向后倾斜，不要拱起腰部	第111页
14.训练带腘绳肌拉伸		每侧2组训练，每次保持60秒	第113页
15.坐姿腰椎拉伸		重复2次，每次保持30秒	第115页

表9.5　第5月的训练

1.健身球骨盆倾斜		重复20次	第65页
2.健身球倾斜向上抬腿		每侧2组训练，每组重复8次（两侧交替进行）	第67页
3.骨盆倾斜健身球仰卧放腿		每侧2组训练，每组重复8次（两侧交替进行）	第68页

（续）

表9.5　第5月的训练（续）

4.仰卧腰椎拉伸		重复2次，每次保持30秒	第114页
5.臀桥		进行2组训练，每组重复12次 对于腰椎滑脱，注意力应集中在骨盆倾斜上	第108页
6.完全平板支撑		进行2组训练，每组重复3次，每次保持10秒，2组训练之间休息3秒	第82页
7.稳定球走步		进行2组训练，每组重复8次 开始走动的时候，身体向后倾斜	第89页
8.稳定球伸髋保持		每侧2组训练，每组重复5次，每次保持10秒 对于椎管狭窄，请保持骨盆向后倾斜，注意力集中在保持较小的运动范围上，不要拱起腰部	第90页
9.弹力带上推		每侧2组训练，每组重复12次	第93页

（续）

表9.5　第5月的训练（续）

10.弹力带画圈		每侧在两个方向各进行2组训练，每组重复8次	第94页
11.时钟步		每个方向进行2组训练，每组重复4次	第98页
12.站起坐下		进行2组训练，每组重复40次 对于腰椎滑脱，一定要轻轻地坐下	第99页
13.半跪姿屈髋肌拉伸		每侧重复2次，每次保持30秒 对于腰椎滑脱，骨盆应向后倾斜，不要拱起腰部	第111页
14.训练带腘绳肌拉伸		每侧2组训练，每次保持60秒	第113页

表9.6 第6月的训练

1. 健身球骨盆倾斜		重复20次	第65页
2. 健身球倾斜向上抬腿		每侧2组训练，每组重复8次（两侧交替进行）	第67页
3. 骨盆倾斜健身球仰卧放腿		每侧2组训练，每组重复8次（两侧交替进行）	第68页
4. 仰卧腰椎拉伸		重复2次，每次保持30秒	第114页
5. 臀桥		进行2组训练，每组重复12次 对于腰椎滑脱，注意力应集中在骨盆倾斜上	第108页
6. 完全平板支撑		进行2组训练，每组重复3次，每次保持10秒，2组训练之间休息3秒	第82页
7. 稳定球伸髋保持		每侧重复5次，每次保持10秒 对于椎管狭窄，请保持骨盆向后倾斜，注意力集中在保持较小的运动范围上，不要拱起腰部	第90页
8. 弹力带上推		每侧2组训练，每组重复12次	第93页

（续）

表9.6　第6月的训练（续）

9.弹力带画圈		每侧在两个方向各进行2组训练，每组重复8次	第94页
10.弹力带走步		每侧2组训练，每组重复8次（走3步，后退3步）	第95页
11.时钟步		每个方向进行2组训练，每组重复4次	第98页
12.站起坐下		进行2组训练，每组重复40次 对于腰椎滑脱，一定要轻轻地落地	第99页
13.半跪姿屈髋肌拉伸		每侧重复2次，每次保持30秒 对于腰椎滑脱，骨盆应向后倾斜，不要拱起腰部	第111页
14.训练带腘绳肌拉伸		每侧重复2次，每次保持60秒	第113页

继续训练

在第6个月结束的时候，你应该在训练计划中包含一般的负重训练。对于那些患有腰椎滑脱的人来说，重要的是保持骨盆稍微后倾，让他们的腰部在每次训练时都处于安全位置。不要过快地对你的身体提出太多要求，从小处着手，开始的时候用较轻的重量，然后逐渐增加重量。我强烈建议你在这个训练阶段使用一些固定器械，因为这是恢复负重训练的相对安全的方法。大多数固定器械上采用的坐姿会鼓励你保持屈曲偏斜状态。固定器械能使你处于更固定的动作轨迹，这样能够消除一些自由重量训练的不稳定性。这样一来，你从一开始就可以更轻松地专注于训练，而不是稳定整个身体。这可能与过去某些教练告诉你的不一样，现在你的身体需要重新引入负重训练，如果对身体要求太多，可能会导致失败和退步。请记住，这只是暂时的，随着你变得越来越强壮，你可以将自由重量训练纳入日常训练。这将给你在许多不同运动上保持稳定带来挑战，一旦你准备好，它将成为你增强力量的重要组成部分。

我也意识到，并非每个人都属于健身房。这样的话，如果你愿意，你可以无限期地延续第5月和第6月的训练。但请记住，身体已经习惯了它经常做的事情，如果你不做任何改变，身体可能会随着时间的流逝而停滞和衰弱。你可以增加重复次数、训练组数、保持时间，让动作变得生动一些。为了挑战你的身体，我建议在第7月及以后的时间里采用以下选择。

第7月和第11月做第3月的训练；

第8月和第12月做第4月的训练；

第9月做第5月的训练；

第10月做第6月的训练。

通过每4周左右改变训练方式，你可以让身体保持激活状态，避免身体出现停滞。身体会寻求自我平衡，如果你不断重复同样的事情，你会变得更有效率，这会导致完成训练所需的肌肉更少，因此你会随着时间的推移变得更虚弱。为了避免这种情况，你可以做更多组或更多次的训练，或者增加训练时间。这些措施都会起到一定作用。通过更改训练计划，你的身体将永远不会适应训练计划，并保持强壮。如果你在制订训练计划时需要更多的帮助，强烈建议你聘请一位私人教练，设计一个你可以遵循的计划。确保他们对患有腰椎滑脱的人有一定的工作经验。我强烈建议与具有普拉提背景的人一起工作。普拉提是保持核心力量和身体强健的好方法。

第10章

椎管狭窄

椎管狭窄是老年人最常见的脊柱疾病之一，[1] 由此产生的疼痛的程度从不明显到使人虚弱不等。椎管狭窄的诊断是由医生进行全面检查后做出的，检查可能包括以下一种或多种方式：脊柱X线片检查、磁共振检查、CT扫描（计算机断层扫描）、CT脊髓造影和骨扫描。关于椎管狭窄病例的数量最近是否有所增加，还存在一些争论。或许只是因为我们现在拥有更好的诊断工具，所以才诊断出更多的病例。椎管狭窄是进行脊柱手术最常见的原因之一 [2,3]，但它并不一定会使人虚弱。事实上，一项研究报告显示，在40岁以上患有椎管狭窄的研究对象中，多达50%的人没有腰痛症状，但通过成像检查可以诊断出椎管狭窄。[4] 椎管狭窄是一种可控制的疾病，通过适当的治疗和后续训练，患者可以达到相对无疼痛地生活。

定义

椎管狭窄有两种形式——原发性和继发性（或退行性），我们将主要讨论继发性（或退行性）椎管狭窄。原发性椎管狭窄是由先天性异常或出生后发育障碍引发的，一般出现于年龄较小的人群。[5] 继发性（或退行性）椎管狭窄是指椎管中央或椎间孔变窄。这种变窄可能是源于椎间盘高度降低、椎间盘膨出或突出、黄韧带（脊柱韧带）或小关节肥大（体积增大），甚至是骨赘（骨刺）的形成。[6] 所有这些情况都可能导致中央椎管（脊髓经过的地方）或椎间孔（神经根离开脊柱的地方）变窄。这些变窄的情况会使脊髓或神经根受到撞击（挤压），从而导致麻木、

181

刺痛或经过臀部或腿部（一侧或两侧）的放射性疼痛，以及局部腰痛。椎管狭窄主要发生在腰椎下三节段，[7]最下层（L5～S1）最常见，因为脊柱的最后一节段的椎间孔较小。[8]

根据撞击位置的不同，椎管狭窄通常可分为两类：中央狭窄或外侧狭窄。中央狭窄是指中央管变窄并导致脊髓受压。椎管通常由前至后变窄，导致脊髓受压，并限制了脊髓自身的血液供应（参见图10.1）。[9]由于中央狭窄会影响脊髓，因此我们经常看到的症状是双侧的（脊柱两侧或双腿下方）。外侧狭窄是指神经根从脊髓分支出来并通过椎间孔离开脊柱时受到撞击（参见图10.2）。这种撞击可能是由椎间盘膨出或突出、骨赘的形成、韧带或小关节肥大，以及一个椎体从另一个椎体上滑脱引起的。外侧狭窄可能是单侧的，也可能是双侧的，主要取决于受到撞击的方式。这里有一个很好的类比，可以帮助你理解椎管狭窄的情况。想象一下，你正在街上开车，迎面撞上了什么东西。安全气囊会弹出，把你向后推到座椅上，你被挤压在座椅和安全气囊之间。这个类比以简单的方式说明了椎管狭窄。在这个类比中，将你的身体想象成脊髓，将伸展的手臂想象成神经根。你正受到安全气囊的撞击。如果安全气囊从一侧撞击到你的肩膀和手臂，则可能导致外侧狭窄。如果安全气囊集中挤压在你的身体上，则可能导致中央狭窄。减轻神经压力的唯一方法就是移动座椅或安全气囊。这通常是通过改变姿势，或者在严重的情况下通过手术来实现的。

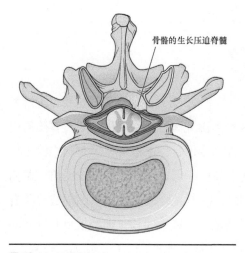

骨骼的生长压迫脊髓

图10.1　中央狭窄

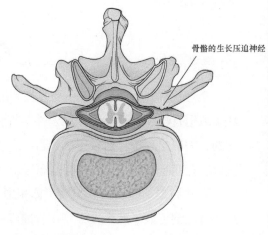

骨骼的生长压迫神经

图10.2　外侧狭窄

症状

椎管狭窄的主要症状被称为神经源性跛行（也被称为假性跛行）。这个术语涵盖了一系列的腿部症状，这些症状会影响到以下一个或多个部位：臀部、腹股沟、大腿前部和小腿的后侧，一直到脚。除疼痛以外，其他腿部症状可能还包括疲劳、沉重、无力和感觉异常（这种痛麻的感觉，有时我们称之为如"针刺"）。[6] 长时间站立或行走会加剧病情。椎管狭窄（尤其是中央狭窄）的一种常见情况是，患者在行走一段距离后，腿部会出现疼痛和不适。坐一会儿可以缓解疼痛和不适，因为下脊柱处于屈曲状态，可以充分放松腰部，从而缓解疼痛，然后患者可以继续行走。

姿势似乎对椎管狭窄症状的严重程度有直接影响。[10] 当患者以良好姿势站立时，脊柱处于伸展状态，这通常会加剧椎管或椎间隙的变窄。患有椎管狭窄的人通常喜欢屈曲姿势。这种屈曲姿势加大了脊柱和椎间盘之间的空间，缓解了脊柱和神经根的压力。你是否曾注意到一些老年人走路时步态很宽、尾骨下垂、腰部明显拱起？他们可能患有椎管狭窄。随着时间的推移，他们会采取这种姿势来缓解疼痛。他们中的大多数人甚至没有意识到自己正在这样做。

像患有腰椎滑脱的人一样，椎管狭窄患者在训练过程中身体也需要处于屈曲状态，这意味着其骨盆"碗"需要处于倾斜状态，以便在盛水时，让水从碗的背面溢出（参见图10.3）。如果你是躺着的，则可以通过收起骨盆来使腰部变平。使脊柱变平可以打开那些椎体关节，给神经减压。随着时间的推移，你的姿势可能会更接近传统的中立脊柱，但现在，最安全的做法是使骨盆后倾，将腰部平放在地面上。

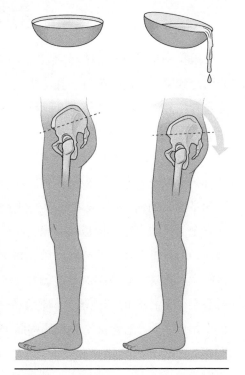

图10.3 将骨盆想象成一碗水，当骨盆后倾时，水就会向后溢出

禁忌证

脊柱伸展是椎管狭窄主要的禁忌证，这会导致脊柱关节变窄或闭合，还可能会导致腿部疼痛、不适和症状加剧。你应尽量避免做伸展身体的训练，任何会导致额外疼痛的训练也应避免。我的三分法则是重复进行3次该训练，看看疼痛是否比开始时更严重。有时只是移动身体就会引起一些不适。因此，如果你在第一次训练时感觉有点儿痛，请继续，并在第三次训练之后重新评估。如果疼痛持续或加重，则需停止这一天的训练。请记住，不是每一项训练都适合每个人。有时你的身体需要变得更强壮才能完成一项训练，因此请继续下一项训练，并在一周左右的时间后再回过头来进行有挑战性的那项训练。经过一段时间的训练，人们通常会习惯于这些训练。一旦身体变得更适应训练，你可能会发现自己可以进行更多的训练项目和重复次数。

治疗方案

根据病情或症状的严重程度，有多种治疗椎管狭窄的方法可供选择，从保守治疗到侵入性治疗都有。在考虑进行手术之前，通常应采用保守治疗。保守治疗包括物理治疗（手法矫正和训练）、矫形术、抗炎药物、镇痛药、冰敷、热敷、超声波、硬膜外注射和经皮神经电刺激等。[6]

只有在用尽所有保守治疗方法后，才应考虑进行脊柱手术。近些年，常见的椎管狭窄外科手术是椎板切除术，这种手术通过消除引起椎板撞击的因素（这会增加椎间孔的大小），或者切除椎骨后部的大部分椎板来实现神经解压。回想一下安全气囊的类比。椎板切除术会将你身后的座椅移除。安全气囊仍然从前面推动你，但是没有任何障碍物从后面将你推向安全气囊。通过切除一部分椎骨，外科医生可以对脊髓或神经根进行减压。但这里有一个问题，在切除椎板时，医生通常会切除椎骨的其他部分，比如棘突或横突，这需要在手术中进行确定。还记得第1章的解剖学讨论吗？哪些肌肉附着在横突和棘突上？答案是所有脊柱稳定肌肉。因此，切除一部分椎骨后，其紧邻区域的脊柱节段可能会变得非常不稳定。

另一种流行的手术是脊柱融合术。这是极具侵入性的手术，将会永远限制你的脊柱功能。手术后的患者有两块融合在一起的椎骨，而不是使用脊柱稳定器来稳定脊柱。融合后的两块椎骨非常稳定，最初确实可以减轻疼痛。但是，融合区域上方和下方的连接处将承受额外的压力，它们有可能由于这种增加的应力而受损。

你应仅在用尽了非手术方法且病情没有得到改善后才考虑进行手术。手术会使你的身体结构发生永久性改变，不要掉以轻心。在进行手术之前，往往会出现一些次要问题，你需要认真权衡。

训练侧重点

表10.1～表10.6描述的训练计划将有助于控制你的椎管狭窄。每个月，你要么增加新的训练，要么用更高级的训练取代当前的一些训练。训练的目标就是不断取得进步：想要取得进步，唯一的方法就是通过调整训练中某个变量来增加运动难度。这些变量就是运动量（训练组数和重复次数，或总的训练次数）、负荷（举起的重量）和频率（每周锻炼的天数）。每个月，你都可以期待自己的训练计划有所改变，只要不会感到任何疼痛加剧，你就可以使用新的训练计划，直到下个月。如果疼痛加剧，则回到上个月的训练，再坚持一周或两周，然后重新尝试新的训练计划。

请记住，并不是所有训练都适合所有人。可能有一种训练对某个人很有效，但会导致另一个人严重不适。你只需避免那些带来伤害的训练即可。你可以在这个月晚些时候甚至下个月再去做这项训练，看看自己是否已经变得足够强壮，可以在没有疼痛的情况下完成该项训练。根据我的经验，可能存在某种你永远都无法进行的训练，这没关系，如果你不能进行此项训练，那么它将不会对你的成功产生影响。做一些不会让你感到疼痛的训练，避免那些会让你感到疼痛的训练。

接下来我们来讨论一下哪种疼痛可以缓解，哪种疼痛无法缓解。通常，我们会告知客户，训练时有些不舒服没关系。在进行训练时，你会将自己的疼痛归为几级？如果你的疼痛是1～3级，则你可以通过训练解决它，这可能包括一些轻微的不适。但是如果疼痛很严重，则当天不要进行训练。你可能会在第一次或第二次重复训练时感到疼痛，并想立即停止训练。我鼓励你多做几次训练，看看疼痛是否会消失。而此时疼痛通常会消失。如果疼痛级别超过3级，请不要勉强自己进行训练。当天就跳过该训练，继续下一项训练。如果每次训练导致的疼痛超过了3级，则暂停训练一到两天。等疼痛缓解后，再尝试一下。如果疼痛仍然存在，请联系你的医生。

你将开始熟悉这些训练，并养成定期训练的习惯。我告诉客户每天都要训练。听起来像是要做很多训练，但让我们面对现实吧：大多数人每周会进行3～4次训练，这就很完美了。但是当我告诉他们每周要做3～4次训练时，他们实际上可能每周只会做1～2次训练。要记住，成功取决于你的坚持，你训练得越多，就会变得越强健。

对于前几项训练，我建议使用12英寸（30厘米）大小的健身球。我特别喜欢这种健身球，因为它具有出色的触觉反馈。它非常结实，你可以靠在上面，而且它还具有弹性。这些训练使用普通大小的沙滩球也是可以的。如果使用沙滩球进行训练，我建议大多数人采用20英寸（51厘米）的沙滩球。沙滩球是一种经济的选择，但它不能提供与健身球相同的触觉反馈。我们将使用放了大部分气的健身球（还剩20%～25%的气）。在给健身球充气的时候，我通常大口吹两次气。你可以从这里开始，看看感觉如何。如果你感觉健身球充气太满，让你好像悬在空中，请放出一些空气。如果你坐在球上的时候触底了，则需要为它充更多的气。

躺下时，将健身球放在骨盆下方，而不是腰部下方。健身球应该位于骶骨下面，你的骶骨应该是水平的。为了找到这个位置，建议你躺在球上，将球放在腰部下方，然后坐起来，将球尽可能地压在臀部下方。完成此操作后，慢慢将身体向后卷曲，双脚保持在地面上，膝盖大约呈90度角。如果你感觉球试图拱起你的腰部，则表明球太高了，应该让它朝你的腰部移动。如果健身球使你处于团缩姿势，则表明该球太低了。在这两者之间，略低比略高更可取，尤其是对于患有椎管狭窄的人。

开始之前：找到中立脊柱并锻炼凯格尔肌肉

第1章详细讨论了中立脊柱，但值得在此重申一遍，因为它特别适用于椎管狭窄和下面计划中规定的训练。在谈到腰痛时，中立脊柱是指你可以在几乎没有或没有疼痛的情况下维持的脊柱姿势。以下训练都应在无疼痛的中立脊柱状态下进行。

中立脊柱的临床定义是髂前上棘与髂后上棘在同一平面上的脊柱姿势。虽然这些解剖标志对许多医疗保健专业人员来说意义重大，但对普通大众来说却没有那么重要。对于我们来说，中立脊柱是脊柱承受压力最小的姿势，此时颈椎、胸椎和腰椎区域的曲度相互支撑，能够为脊柱提供缓冲。我们主要关注腰椎，但请记住，如果改变某个区域的角度，其他区域也会发生改变，无论是好是坏。有椎管狭窄症的患者，骨盆应该处于屈曲偏斜状态，这意味着你在所有的训练中骨盆都必须处于后倾状态。将该姿势视为你的中立脊柱姿势。这种屈曲的脊柱姿势将打开脊柱节段，帮助减轻神经压力。弯曲的程度因人而异。

你会发现，你第一个月的第一项训练就是找到并保持中立脊柱。以不会产生任何疼痛的姿势平躺（仰卧），或者随着你继续放松腰部而使疼痛减轻。接下来，找到你的凯格尔肌肉。这些肌肉通常被描述为帮助抑制尿流的肌肉。它们是你的盆底肌肉，是组成你的内在核心的一个肌肉群，你在进行训练时需要稍微激活它们。不要令其太过用力，轻轻发力即可：想象采用30%的最大握力。保持该姿势20～30秒。随着你变得更强壮，维持该姿势会变得更容易。在每次训练中，你都应专注于保持肌肉的激活。这可能并不容易，你可能会忘记。而一旦找到中立脊柱并激活骨盆底肌肉后，你就可以开始训练了。

表10.1   第1月的训练

1.中立脊柱和凯格尔肌肉训练		保持30秒	
2．健身球骨盆倾斜（和保持）		进行2组训练，每组重复5次，每次保持5秒	第65页
3.健身球骨盆倾斜		进行2组训练，每组重复10次	第65页
4.健身球抬腿		每侧2组训练，每组重复10次（两侧交替进行）	第66页
5.仰卧腰椎拉伸		重复2次，每次保持30秒	第114页
6.脚跟滑动		每侧2组训练，每组重复10次 对于椎管狭窄，应使背部变平。在伸展腿时，不要拱起腰部	第56页
7.屈膝垂降		每侧2组训练，每组重复10次 对于椎管狭窄，应使腰部变平	第55页
8.猫牛式		进行2组训练，每组重复12次 对于椎管狭窄，应关注背部的圆滑度，不要拱起腰部	第103页

（续）

表10.1　第1月的训练（续）

9.门道腘绳肌拉伸		重复60次，每次保持2秒 对于椎管狭窄，应保持对侧膝盖弯曲和腰部平坦	第112页
10.抱膝拉伸		每侧重复2次，每次保持30秒	第116页

表10.2　第2月的训练

1.健身球骨盆倾斜		进行2组训练，每组重复20次	第65页
2.健身球抬腿		每侧2组训练，每组重复20次（两侧交替进行）	第66页
3.健身球倾斜向上抬腿		每侧2组训练，每组重复8次（两侧交替进行）	第67页
4.骨盆倾斜健身球仰卧放腿		每侧2组训练，每组重复8次（两侧交替进行）	第68页
5.仰卧腰椎拉伸		重复2次，每次保持30秒	第114页

（续）

表10.2　第2月的训练（续）

6.脚跟滑动		每侧2组训练，每组重复20次	第56页
7.仰卧过顶伸展		每侧2组训练，每组重复10次	第63页
8.死虫动作		每侧2组训练，每组重复8次	第61页
9.保持四肢跪姿＋拍对侧手臂		每侧2组训练，每组重复12次	第77页
10.四肢跪姿髋部伸展滑动		每侧2组训练，每组重复10次	第78页
11.训练带腘绳肌拉伸		每侧重复2次，每次保持60秒	第113页
12.抱膝拉伸		每侧重复2次，每次保持30秒	第116页

表10.3　第3月的训练

1. 健身球骨盆倾斜		进行2组训练，每组重复20次	第65页
2. 健身球倾斜向上抬腿		每侧2组训练，每组重复8次（两侧交替进行）	第67页
3. 骨盆倾斜健身球仰卧放腿		每侧2组训练，每组重复8次（两侧交替进行）	第68页
4. 仰卧腰椎拉伸		重复2次，每次保持30秒	第114页
5. 死虫动作		每侧2组训练，每组重复12次 对于椎管狭窄，要保持腰部平坦	第61页
6. 臀桥		进行2组训练，每组重复12次 对于椎管狭窄，注意力应集中在骨盆倾斜上	第108页
7. 骨盆下压保持		重复5次，每次保持5秒 对于椎管狭窄，应在腹部下方放置一个枕头，使骨盆向后倾斜	第70页
8. 骨盆下压伸髋		每侧2组训练，每组重复8次 对于椎管狭窄，应在腹部下方放置一个枕头，使骨盆向后倾斜，并将注意力集中在保持较小的运动范围上	第71页

（续）

表10.3　第3月的训练（续）

9. 保持四肢跪姿＋拍对侧手臂		每侧2组训练，每组重复12次	第77页
10. 四肢跪姿髋部伸展滑动		每侧2组训练，每组重复8次 对于椎管狭窄，应始终保持骨盆略微收起，不要拱起腰部	第78页
11. 四肢跪姿伸髋抬腿		每侧2组训练，每组重复8次 对于椎管狭窄，应始终保持骨盆略微收起，不要拱起腰部	第79页
12. 半跪姿屈髋肌拉伸		每侧重复2次，每次保持30秒 对于椎管狭窄，骨盆应向后倾斜，不要拱起腰部	第111页
13. 训练带腘绳肌拉伸		每侧重复2次，每次保持60秒	第113页

表10.4　第4月的训练

1. 健身球骨盆倾斜		进行2组训练，每组重复20次	第65页
2. 健身球倾斜向上抬腿		每侧2组训练，每组重复8次（两侧交替进行）	第67页
3. 骨盆倾斜健身球仰卧放腿		每侧2组训练，每组重复8次（两侧交替进行）	第68页
4. 仰卧腰椎拉伸		重复2次，每次保持30秒	第114页
5. 死虫动作		每侧2组训练，每组重复12次 对于椎管狭窄，要保持腰部平坦	第61页
6. 臀桥		进行2组训练，每组重复12次 对于椎管狭窄，注意力应集中在保持骨盆倾斜上	第108页
7. 骨盆下压伸髋		每侧2组训练，每组重复8次 对于椎管狭窄，应在腹部下方放置一个枕头，使骨盆向后倾斜，并将注意力集中在保持较小的运动范围上	第71页

（续）

表10.4 第4月的训练（续）

8.骨盆下压肩部回缩		重复5次，每次保持1秒 对于椎管狭窄，应在腹部下方放置一个枕头，使骨盆向后倾斜	第72页
9.稳定球坐姿抬腿		每侧2组训练，每组重复8次	第88页
10.稳定球走步		进行2组训练，每组重复8次 开始走动的时候，身体向后倾斜	第89页
11.稳定球伸髋保持		每侧2组训练，每组重复5次，每次保持5秒 对于椎管狭窄，请保持骨盆向后倾斜，注意力集中在保持较小的运动范围上，不要拱起腰部	第90页
12.站起坐下		进行2组训练，每组重复25次 对于椎管狭窄，一定要轻轻地坐下	第99页

（续）

表10.4 第4月的训练（续）

13.半跪姿屈髋肌拉伸		每侧重复2次，每次保持30秒 对于椎管狭窄，应使骨盆向后倾斜，不要拱起腰部	第111页
14.训练带腘绳肌拉伸		每侧重复2次，每次保持60秒	第113页

表10.5 第5月的训练

1.健身球骨盆倾斜		进行2组训练，每组重复20次	第65页
2. 健身球倾斜向上抬腿		每侧2组训练，每组重复8次（两侧交替进行）	第67页
3.骨盆倾斜健身球仰卧放腿		每侧2组训练，每组重复8次（两侧交替进行）	第68页
4.仰卧腰椎拉伸		重复2次，每次保持30秒	第114页
5.臀桥		进行2组训练，每组重复12次 对于椎管狭窄，注意力应集中在保持骨盆倾斜上	第108页

（续）

表10.5   第5月的训练（续）

6.完全平板支撑		进行2组训练，每组重复3次，每次保持10秒，2组训练之间休息3秒	第82页
7.稳定球走步		进行2组训练，每组重复8次 开始走动的时候，身体向后倾斜	第89页
8.稳定球伸髋保持		每侧2组训练，每组重复5次，每次保持10秒 对于椎管狭窄，请保持骨盆向后倾斜，注意力集中在保持较小的运动范围上，不要拱起腰部	第90页
9.弹力带上推		每侧2组训练，每组重复12次	第93页
10.弹力带画圈		每侧在两个方向各进行2组训练，每组重复8次	第94页

（续）

表10.5　第5月的训练（续）

11.时钟步		每个方向进行2组训练，每组重复4次	第98页
12.站起坐下		进行2组训练，每组重复40次 对于椎管狭窄，一定要轻轻地坐下	第99页
13.半跪姿屈髋肌拉伸		每侧重复2次，每次保持30秒 对于椎管狭窄，应使骨盆向后倾斜，不要拱起腰部	第111页
14.训练带腘绳肌拉伸		每侧重复2次，每次保持60秒	第113页

表10.6 第6月的训练

1. 健身球骨盆倾斜		进行2组训练，每组重复20次	第65页
2. 健身球倾斜向上抬腿		每侧2组训练，每组重复8次（两侧交替进行）	第67页
3. 骨盆倾斜健身球仰卧放腿		每侧2组训练，每组重复8次（两侧交替进行）	第68页
4. 仰卧腰椎拉伸		重复2次，每次保持30秒	第114页
5. 臀桥		进行2组训练，每组重复12次 对于椎管狭窄，注意力应集中在保持骨盆倾斜上	第108页
6. 完全平板支撑		进行2组训练，每组重复3次，每次保持10秒，2组训练之间休息3秒	第82页
7. 稳定球伸髋保持		每侧重复训练5次，每次保持10秒 对于椎管狭窄，请保持骨盆向后倾斜，注意力集中在保持较小的运动范围上，不要拱起腰部	第90页
8. 弹力带走步		每侧2组训练，每组重复8次（走3步，后退3步）	第95页
9. 弹力带单臂划船		每侧2组训练，每组重复12次	第96页

（续）

表10.6　第6月的训练（续）

10.弹力带单臂推举		每侧2组训练，每组重复12次	第97页
11.时钟步		每个方向进行2组训练，每组重复4次	第98页
12.站起坐下		进行2组训练，每组重复50次 对于椎管狭窄，一定要轻轻地坐下	第99页
13.台阶训练		每侧进行2组训练，每组重复15次	第100页
14.半跪姿屈髋肌拉伸		每侧重复2次，每次保持30秒 对于椎管狭窄，应使骨盆向后倾斜，不要拱起腰部	第111页
15.训练带腘绳肌拉伸		每侧重复2次，每次保持60秒	第113页

继续训练

在第6月结束的时候，你应该在训练计划中添加一般的健身活动。对于那些患有椎管狭窄的人来说，重要的一点是要时刻注意自己的姿势。随着时间的推移，你可能会注意到自己不再需要保持明显的后倾姿势，或者后倾角度略有改变，并且可以采用更中立的脊柱姿势进行训练而不会感到疼痛。这是一件好事，但请注意，最安全的姿势是稍微收起腰椎和骨盆，使椎间孔稍微打开。

如果你想回健身房进行训练，建议你采用一些固定器械，尤其是在你需要后倾的时候。大多数固定器械都会让你采用坐姿，这会促使你保持屈曲姿势，这样训练可能更安全一些。固定器械还会使你处于更固定的动作轨迹，这样能够消除一些自由重量训练的不稳定性。就像任何负重训练一样，你需要对自己的能力和目标保持现实的态度。随着你对负重训练的适应程度越来越高，你可以自由地使用自由重量。最终，它们会让你使用更多的关节来稳定身体，从而给你带来更多的收益。

我也意识到，并非每个人都属于健身房。这样的话，如果你愿意，你可以无限期地延续第5月和第6月的训练。但请记住，身体已经习惯了它经常做的事情，如果你不做任何改变，身体可能会随着时间的流逝而停滞和衰弱。你可以增加重复次数、训练组数、保持时间，让训练变得生动一些。为了挑战你的身体，我建议在第7月及以后的时间里采用以下选择。

第7月和第11月做第3月的训练；

第8月和第12月做第4月的训练；

第9月做第5月的训练；

第10月做第6月的训练。

通过每4周左右改变训练方式，可以让身体保持挑战状态，避免身体出现停滞。身体会寻求自我平衡，如果你不断重复同样的事情，你会变得更有效率。这会导致完成训练所需的肌肉更少，因此你会随着时间的推移变得更虚弱。为了避免这种情况，你可以做更多组或更多次的训练，或者增加训练时间。这些措施都会起到一定作用。通过更改训练计划，你的身体将永远不会适应训练计划，并保持强壮。

如果你在制订训练计划时需要更多的帮助，强烈建议你聘请一位私人教练，设计一个你可以遵循的计划。确保他们对患有椎管狭窄症的人有一定的工作经验。强烈建议与具有普拉提背景的人一起工作。普拉提是保持核心力量和身体强健的一种好方法。

第11章

脊柱手术

如果你正在读本章，那么我假设到目前为止，你已经尝试了一切摆脱腰痛的方法（包括治疗炎症的药物、增强肌肉的物理疗法以及镇静神经的硬膜外注射），但是没有一种方法起作用。只在用尽其他所有治疗方法后，你和你的医生才应该考虑进行手术。即便如此，在选择脊柱融合术之前，你应考虑其他手术选择，应该将脊柱融合术视为脊柱手术中的最后选择。

手术前的非手术选择

对于腰痛，医生的第一反应通常是减轻炎症，这就是抗炎药往往是治疗的首选原因。疼痛定律（Law of Pain）认为，所有疼痛都是由某种类型的炎症引起的，根据病情的不同，患者体内会发生不同的炎症生化反应。关节炎、纤维肌痛、腰痛和其他疾病都有导致疼痛的不同生化反应的"炎症原浆"。[1] 因此，并非所有疼痛都是一样的，但通常都是由炎症导致的。

医生首先会尝试减轻疼痛区域的张力，并尽可能使用无创的方式来减少炎症。休息、冰敷和药物通常是首选，而抗炎药、对乙酰氨基酚、肌肉松弛剂和类固醇则是最常见的药物。如果效果不佳，下一步通常是采用物理治疗，这也是一种非侵入性治疗方法，可以与药物联合使用。物理治疗非常有价值，但就像外科医生一样，物理治疗师的天赋和经验与治疗效果息息相关。你应寻求你能找到的最好的治疗方法，努力总是值得的。

只有当以上方法用尽时，医生才应该采取下一步措施，即采用微创治疗手段，

实话实说

在继续讨论之前，让我们先来谈谈医生的角色。许多人只想让医生帮助他们摆脱疼痛，但实际上疼痛是次要的。疼痛是出现其他问题的征兆。医生的工作是治疗疾病（医生的根本作用），而不是减轻疼痛。在许多情况下，病人在手术后需要去复诊，医生可能会在检查病人之前先查看磁共振结果或X线片检查结果，然后宣布一切看起来都很好——即使病人仍然感到疼痛。从外科医生的角度来看，手术是成功的，病人持续的疼痛对医生来说并不算是一种困扰，并不像病人以为的那样重要。此刻，外科医生的工作已经完成，自行治愈和变得更强壮是病人的工作。

比如硬膜外类固醇注射或神经阻滞。如果还是不成功，才应该考虑进行手术。手术通常包括椎间盘切除术、椎板切除术或两者的结合，以及最终的脊柱融合术。医生会根据你的病情的严重程度选择手术方法。[2]

手术选择

我经常看到人们非常害怕疼痛，以至于他们过早地接受手术。我也经历过，相信我，我能理解这一点。当你无法在没有疼痛或痉挛的情况下进行活动时，或者麻木和刺痛感无法缓解时，以及无论尝试什么姿势都无法感到舒适时，就不要再想着舒适地入睡——这是不可能的。相信我，如果给我提供一种可以消除这种疼痛的快速修复手术，我可能也会接受。"你的意思是，我躺下来睡觉，当我醒来时，所有的疼痛都会消失？帮我报名吧。"没人告诉你的是，手术会给你带来与原来不同的痛苦。从手术中恢复并不容易。事实上，根据手术情况，你可能需要准备长达6~12个月的治疗时间以及连续的术后训练。有人跟我说，手术多年后，他们每天仍然感到有些疼痛，这种疼痛与术前不同，但仍然存在疼痛和不适。从某种程度上讲，这是病人的责任：如果一个人不坚持进行物理治疗训练，他的腰部就会变得不稳定，疼痛就会复发。

需要手术解决的最常见症状是神经根病。腿部的放射性疼痛、麻木和刺痛感最终可能会发展成严重的神经紊乱，从而导致腿部运动功能障碍和虚弱（如足下垂），或出现称为马尾神经综合征的严重疾病（参见本书第203页的内容）。让我来解释一下脊柱神经的撞击是如何引起神经根病的。想象一下，你正在街上开车，迎面撞上了什么东西，安全气囊会膨胀，把你向后推到座椅上，将你挤压在座椅和安全气囊之间。在这个类比中，将你的身体想象成脊髓，并将伸展的手臂想象成神经根。你（脊髓和神经）正受到安全气囊（突出并脱离到椎间孔的椎间盘髓核）和座椅（椎体本身）的挤压。减轻神经压力的方法就是移动座椅或安全气囊。椎间盘切除术就是移除安全气囊或其一部分，椎板切除术是拆除座椅，我们将在后面讨论椎板切除术。每种手术都有其优缺点，你对它们了解得越多，就越能为自己的健康做出更好的选择。当手术涉及脊柱时，这些选择可能会影响你的余生，所以你在做手术之前应确保自己了解它们。

解决椎间盘问题（如椎间盘突出和神经根病）最普通的手术就是椎间盘切除术。[4]这种手术的传统的方法被称为开放式椎间盘切除术，这是一种更具侵入性的手术。该手术通过切口切除影响神经根的部分椎间盘（参见图11.1），它可以与椎板切除术结合使用，本节后面的内容将对此进行解释。开放式椎间盘切除术的效果被认为是良好的。另一种类型的椎间盘切除术是一种侵入性较弱的微创手术，被称为显微椎间盘切除术，这种手术越来越流行，通常在关节镜下进行。该手术的目标与开放式椎间盘切除术几乎相同，主要区别在于，微创椎间盘切除术是通过成像技术（如特殊的显微镜）进行的，该技术可以缩小切口，尽可能地保

什么是马尾综合征（CES）？

有时候，立即进行脊柱手术可能是唯一的选择。腰部疼痛可能是由马尾综合征引起的，该疾病由美国神经外科医生协会定义，是马尾神经根（脊髓末端的神经）受压导致的疾病，它会破坏下肢和膀胱的运动和感觉功能。马尾综合征是一种急症，需要手术治疗。马尾综合征通常由严重的椎间盘突出引起，伴有腰痛，通常还伴有一些危险症状，[3]如下所述。

- 运动无力，感觉丧失，单腿或双腿疼痛。
- 膀胱或肠道功能障碍。
- 性功能障碍。
- 下肢反射功能丧失。

这种疾病仅在极少数的腰痛患者中出现，需由医生进行诊断。马尾综合征通常需要立即进行手术。如果你在任何时候出现马尾综合征的任何症状，请尽快就医。

护软组织和肌肉。该手术可以减少软组织损伤、失血、手术时间、住院时间和恢复时间。[5]这两种手术的主要区别在于复杂程度。微创椎间盘切除术更具有学习难度，需要医生具有更高的技术水平，能采用专门的设备和导航系统来完成手术。

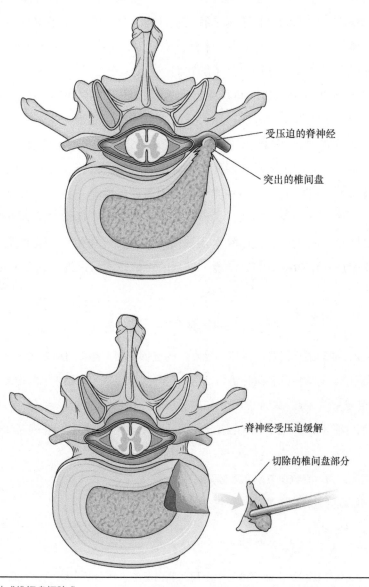

受压迫的脊神经

突出的椎间盘

脊神经受压迫缓解

切除的椎间盘部分

图 11.1　开放式椎间盘切除术

另一种常见的外科手术是椎板切除术。外科医生可以通过此手术来增大椎间孔的大小或切除椎骨后部的大部分（椎板），以减轻神经压力，甚至可以切除挤压神经的一大块髓核（参见图11.2）。还记得安全气囊的类比吗？将安全气囊想象成突出的椎间盘，将你想象成神经和神经根，将座椅想象成椎体的骨质结构。在这个类比中，椎板切除术就是切除了你身后的座椅。安全气囊仍然会从前面推你，但现在没有任何物体从后面将你推向安全气囊。通过切除一部分椎骨，脊髓

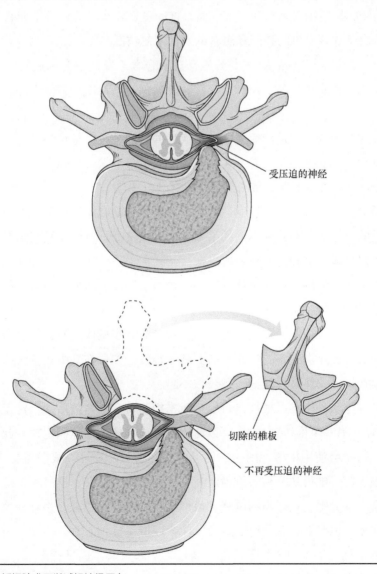

受压迫的神经

切除的椎板

不再受压迫的神经

图11.2　椎板切除术可以减轻神经压力

或神经根受到的压力可以得到减轻。但在切除椎板时，医生通常会认为还需要切除椎体的其他部分，比如棘突或横突。还记得解剖学中是如何描述脊柱稳定肌肉以及它们是如何附着在横突和棘突上的吗？切除一部分椎骨，可能会使相邻区域的脊柱节段变得非常不稳定。部分椎体被切除，脊柱会变得较弱且不稳定，于是其他腰椎肌肉就需要承担稳定脊柱的工作，以保持其稳定和强壮。

从统计学上讲，这两种手术的效果几乎没有差异。良好或优秀的结果平均为79%，最佳的长期结果（85%）来自显微椎间盘切除术。两种手术能否成功很大程度上取决于外科医生的技能和患者的术后康复情况。[13]

下一步（通常也是最后一步）是脊柱融合术。脊柱融合术通常是你最后的选择，因为它是永久性的，没有回头路，所以你应该在用尽其他方法后才考虑使用它。

脊柱融合术被认为是治疗某些脊柱疾病的最佳手段，每年都有越来越多的人接受这种手术。1998年，共有174,223例脊柱融合手术。2008年有413,174例外科手术，增加最多的是腰部的外科手术，增加了142%。[6]

实际上，脊柱融合术的过程非常简单。医生会将椎间盘切除，将一节椎体融合到邻近的椎体上。有几种不同的手术方式可供选择，也可以相互结合使用，医生可以根据具体情况和病情来做出决定。

第一种方法使用椎体间垫片。这是一种由钛制成的装置，该装置可以代替椎间盘，其结构可以是实心的，也可以是中空的（用骨移植物填充）。它的高度与椎间盘的高度大致相同，在切除椎间盘后将其放置在椎体之间，可以增加椎间孔的大小来为神经提供更多的空间，从而减压神经。如果在其中放置骨移植物，则该骨移植物将生长并最终与骨骼融合在一起。[7]

第二种方法是用椎弓根螺钉将椎棒或椎板附着在椎体的后侧。对于单个融合（一个椎体与另一个椎体融合），可以使用椎板或椎棒将椎体固定在一起。对于多级融合，通常会使用椎棒，因为它们可以单独布置，并可以根据需要改变形状。用椎弓根螺钉将椎棒从脊柱后侧固定在脊柱的棘突和横突（椎弓根）之间，椎棒或椎板会将椎骨锁定在适当的位置。虽然在手术过程中通常会将脊柱稳定肌肉切除，但在极少情况下，有些稳定肌肉可能会保持完整。[7]

两种常见的手术切口位于前部（通过胃）和后部（通过背部）。当需要后侧减压，需要通过增加椎骨后部的空间来减轻神经压力时，可以采用后侧切口。该方法可用于严重椎管狭窄，或者椎间孔因骨刺、小关节肥大或退行性椎间盘疾病而堵塞时。当疼痛主要由椎间盘引起且不需要后侧减压时，可采用前侧切口，[9]其优点是后侧肌肉不会受到影响，脊柱稳定肌肉也能保持完整。最终采用哪种方法取决于患者的具体情况和病情，以及医生的偏好。

从脊柱融合术中近乎完全地恢复可能需要花费6～12个月的时间，这一过程受许多因素的影响，包括年龄、体能水平和整体健康状况。最初的4～6周是最困难的时期。如果工作是久坐不动的，大多数人会在1～3个月后重返工作岗位。那些需要偶尔搬运一些东西的人，可能需要更长的康复时间才能重返工作岗位。强烈建议你在手术后与物理治疗师合作，你的医生可能也会开具这样的治疗方案。在物理治疗过程中，你可以学习如何收紧腹部、如何在保护脊柱的同时进行活动，以及如何完成日常活动。在术后，你会惊讶地发现，完成每天的日常活动（比如系鞋带和穿裤子）是多么困难。我会告诉每个接受了手术的人，你只会进行一次适当的康复，所以请尽你所能充分利用它。如果你搞砸了或者不认真对待康复，病情可能会反复。如果你不仔细按照康复指导进行操作，你可能永远无法完全恢复身体的功能，而且可能不得不再次进行康复治疗，并且这一次可能会更困难，需要更长的时间。

与大多数手术一样，脊柱融合术既有积极的一面，也有消极的一面。最好的结果是消除了神经疼痛。有客户从手术中醒来后告诉我，他们能够感觉到自己的神经痛消失了。你可以清楚地看到他们的疼痛得到缓解，他们不再需要长期忍受那种持续麻木、刺痛或放射性疼痛。另一个积极的方面是，功能失调和不稳定的脊柱关节现在变得非常稳定。虽然脊柱关节还非常虚弱，但它很稳定。

消极的方面在于脊柱结构，因为它发生了永久性改变，再也不会和手术前一样了。它就像一辆遭遇重大事故的汽车，无论机械师和技术人员的技术多么高超，那辆车永远不会像它刚被售出时那样坚固了，他们能做的只是让它尽可能地恢复功能。另一个不利因素是，由于脊柱关节已经融合，所以它们不能够再活动。从稳定性的角度来看，这很不错：这是一个非常稳定的关节。但脊柱本来是可以活动的，我们要的不是雕像一样的脊柱。由于脊柱关节不再活动，融合处上方和下方的关节将承受更大的压力，以提供脊柱曾经提供的运动量和柔韧性。这可能会导致其相邻脊柱关节受损：随着时间的推移，相邻脊柱关节很可能会出现椎间盘突出。对于脊柱的有限活动范围，你应当予以注意。接受脊柱融合术的患者通常会试图增加脊柱的活动范围，但他们没有意识到，这种运动不再适合他们的身体状况——在不损害其他相邻结构的情况下，他们根本无法实现脊柱运动。追求更好的灵活性可能导致融合患者走上错误的道路。对于此，瑜伽教练或健身专业人士可以提供一些良好建议。当涉及脊柱活动范围时，脊柱融合术通常会带来一些限制。

训练侧重点

表11.1～表11.6介绍的训练计划应在你完成术后物理治疗之后进行。在完成治疗后，治疗师通常会让你做一些训练，让你在家继续进行康复。你需要遵循这种治疗方法一段时间。治疗师了解你的身体，他们针对你的身体状况制订了这些训练方法。你可以将下面提供的训练与治疗师提供的训练结合使用，那些在康复过程中，需要快速回到正轨，且想看到更多进展的人也可以采用这些训练。这些训练将帮助你恢复健康，变得更强壮，是康复和恢复一般适能训练之间的桥梁。

在讨论物理治疗时，我简要地提到了腹部收紧（Abdominal Bracing），这是一项你很可能会在手术后学到的新技能。许多治疗师在手术后都使用它，因为它能让人们思考如何在每次活动时让腹部保持激活状态。腹部收紧已被证明是最有效的腹部稳定锻炼方法之一。事实上，腹部收紧已被证明可以提高脊柱的硬度，增强单个椎体节段的稳定性，[8,9]它是康复中最流行的腹部强化技术之一。[10]腹部收紧其实就是腹肌各层的等距收缩，这是一种收紧腹部并同时将腹肌往外推的动作（类似于排便时承受的压力）。事实证明，腹部收紧可以增强腹部肌肉中的3块肌肉的力量：腹直肌、外斜肌和内斜肌。[11]为了激活和加强腹部的另一块肌肉——腹横肌，有一种被称为腹部内收（Abdominal Hollowing）的技术。腹部内收是通过收缩腹部来完成的，是激活腹部最深层肌肉（腹横肌）的好方法。腹部内收在增强深层肌肉方面优于腹部收紧。[12]如果有人在你做腹部训练时让你做腹部收紧，那没关系，如果你觉得有帮助，可以继续这样做。但这通常需要一段时间的适应，当你需要超越它时，需要记住如何正确地移动而不会感到任何紧张的腹肌。这就是这些训练的目的：让你超越腹部收紧，将其融入现实生活。

在物理治疗过程中，可能已经有人教导过你要在训练过程中完全挺直腰部。如果你觉得合适，这也是可以的，继续遵循这个建议，但我想让你在这方面放松一些，如果你的腰部没有挺直也没关系。脊柱中间部分稍微拱起是很自然的事情，你的腰部应该能够做到这一点，只要不拱起很大弧度。

我为什么要提这一点呢？当学习腹部收紧时，教练经常教导人们尽可能地将腰部压向地面，为此有些人甚至使用了血压计袖套之类的器械，以测量其推压的力度。刚开始时，这样做没什么问题。但是，腹部收紧会显著增加腹腔内压力，这被称为瓦氏动作（Valsalva Maneuver）。它会升高一个人的血压，在训练中经常这样做，会产生不良的效果。在每次训练时，请勿扭伤或拉伤你的腹部肌肉，而且要挺直背部。训练需要到达一个点，即让肌肉知道自己的工作，并能按照其设计的方式进行激活。这就是我们接下来要做的训练的目的。

除非另有说明，否则姿势的重点应放在中立脊柱上。在这种情况下，请遵循医生或物理治疗师的建议。在第一个月，我们会再次关注脊柱稳定性训练，你可能非常熟悉这种训练。我们需要从如何支撑身体和稳定脊柱开始，重新训练你的核心肌肉。

表 11.1   第 1 月的训练

1. 屈膝垂降		每侧 2 组训练，每组重复 10 次	第 55 页
2. 脚跟滑动		每侧 2 组训练，每组重复 10 次	第 56 页
3. 抬腿		每侧 2 组训练，每组重复 10 次（两侧交替进行）	第 57 页
4. 向上抬腿		每侧 2 组训练，每组重复 8 次（两侧交替进行）	第 58 页
5. 仰卧过顶伸展		每侧 2 组训练，每组重复 12 次	第 63 页
6. 骨盆下压保持		重复 5 次，每次保持 5 秒	第 70 页
7. 骨盆下压伸髋		每侧 2 组训练，每组重复 10 次	第 71 页
8. 骨盆下压肩部回缩		进行 2 组训练，每组重复 5 次，每次保持 5 秒	第 72 页

（续）

表11.1　第1月的训练（续）

9.保持四肢跪姿+拍对侧手臂		每侧2组训练，每组重复8次，每次保持2秒	第77页
10.四肢跪姿髋部伸展滑动		每侧2组训练，每组重复12次	第78页
11.门道腘绳肌拉伸		每侧重复2次，每次保持30秒	第112页
12.仰卧梨状肌拉伸或坐姿梨状肌拉伸		每侧重复2次，每次保持30秒	第118页或第119页

表 11.2   第 2 月的训练

1. 屈膝垂降		每侧 2 组训练，每组重复 15 次	第 55 页
2. 向上抬腿		每侧 2 组训练，每组重复 15 次（两侧交替进行）	第 58 页
3. 仰卧放腿		每侧 2 组训练，每组重复 10 次（两侧交替进行）	第 59 页
4. 死虫动作		每侧 2 组训练，每组重复 10 次	第 61 页
5. 骨盆下压肩部回缩		进行 2 组训练，每组重复 8 次，每次保持 5 秒	第 72 页
6. W 字形骨盆下压		进行 2 组训练，每组重复 5 次，每次保持 5 秒	第 73 页
7. 四肢跪姿鸟狗式		每侧 1 组训练，每组重复 8 次，每次保持 2 秒	第 80 页
8. 高位平板支撑		进行 2 组训练，每组保持 30 秒	第 81 页
9. 侧身平板支撑		每侧重复 2 次，每次保持 10～15 秒 对于脊柱融合术，如果没有足够的力量进行完整版的训练，可以屈膝进行训练	第 83 页

（续）

表11.2　第2月的训练（续）

10.稳定球伸髋保持		每侧2组训练，每组重复5次，每次保持5秒 对于椎管狭窄，请保持骨盆向后倾斜，注意力集中在保持较小的运动范围上，不要拱起腰部	第90页
11.半跪姿屈髋肌拉伸		每侧重复2次，每次保持60秒	第111页
12.门道腘绳肌拉伸		每侧重复2次，每次保持60秒	第112页
13.仰卧梨状肌拉伸或坐姿梨状肌拉伸		每侧重复2次，每次保持60秒	第118页或第119页

表11.3　第3月的训练

1.死虫动作		每侧2组训练，每组重复12次	第61页
2.高级踢腿		每侧2组训练，每组重复8次	第60页
3.完全平板支撑		进行2组训练，每组重复5次，每次保持10秒，2组训练之间休息3秒	第82页
4.侧身平板支撑		每侧重复2次，每次保持10～15秒 对于脊柱融合术，如果没有足够的力量进行完整版的训练，可以屈膝进行训练	第83页
5.四肢跪姿鸟狗式		每侧2组训练，每组重复15次	第80页
6.稳定球伸髋保持		每侧2组训练，每组重复10次，每次保持5秒 对于椎管狭窄，请保持骨盆向后倾斜，注意力集中在保持较小的运动范围上，不要拱起腰部	第90页
7.弹力带上推		每侧2组训练，每组重复12次	第93页

（续）

表11.3　第3月的训练（续）

8.弹力带画圈		每侧在两个方向各进行2组训练，每组重复12次	第94页
9.站起坐下		进行2组训练，每组重复20次	第99页
10.台阶训练		每侧2组训练，每组重复20次	第100页
11.半跪姿屈髋肌拉伸		每侧重复2次，每次保持60秒	第111页
12.训练带腘绳肌拉伸		每侧重复2次，每次保持60秒	第113页
13.仰卧梨状肌拉伸或坐姿梨状肌拉伸		每侧重复2次，每次保持60秒	第118页或第119页

表11.4　第4月的训练

1.死虫动作		每侧2组训练，每组重复16次	第61页
2.高级踢腿		每侧2组训练，每组重复12次	第60页
3.完全平板支撑		进行2组训练，每组重复8次，每次保持10秒，2组训练之间休息3秒	第82页
4.侧身平板支撑		每侧重复2次，每次保持10~15秒 对于脊柱融合术，如果没有足够的力量进行完整版的训练，可以屈膝进行训练	第83页
5.四肢跪姿鸟狗式		每侧2组训练，每组重复15次	第80页
6.稳定球鸟狗式		每侧2组训练，每组重复8次，每次保持2秒，保持后倾姿势	第91页
7.弹力带画圈		每侧在两个方向各进行2组训练，每组重复15次	第94页

（续）

表11.4　第4月的训练（续）

8.弹力带走步		每侧2组训练，每组重复15次（向一侧跨出一步）	第95页
9.站起坐下（单腿）		每侧2组训练，每组重复8次 对于脊柱融合术，如果单腿式太困难，可以采用双腿进行训练	第99页
10.台阶训练		每侧2组训练，每组重复30次	第100页
11.半跪姿屈髋肌拉伸		每侧重复2次，每次保持60秒	第111页
12.训练带腘绳肌拉伸		每侧重复2次，每次保持60秒	第113页
13.仰卧梨状肌拉伸或坐姿梨状肌拉伸		每侧重复2次，每次保持60秒	第118页或第119页

表11.5 第5月的训练

1.死虫动作		每侧2组训练，每组重复16次	第61页
2.完全平板支撑		重复30次，每次保持3秒	第82页
3.侧身平板支撑		每侧重复2次，每次保持30秒 对于脊柱融合术，如果没有足够的力量进行完整版的训练，可以屈膝进行训练	第83页
4.四肢跪姿鸟狗式		每侧2组训练，每组重复15次	第80页
5.稳定球鸟狗式		每侧2组训练，每组重复8次，每次保持2秒，保持后倾姿势	第91页
6.W字形骨盆下压		进行2组训练，每组重复5次，每次保持5秒	第73页
7.T字形骨盆下压		进行2组训练，每组重复5次，每次保持5秒	第74页
8.弹力带走步		每侧2组训练，每组重复10次（向一侧跨出2步）	第95页

（续）

表11.5　第5月的训练（续）

9. 站起坐下（单腿）		每侧2组训练，每组重复15次 如果单腿进行训练太困难，则继续用双腿进行训练	第99页
10. 台阶训练		每侧2组训练，每组重复30次 可以一手持5～10磅（1磅≈0.45千克，此后不再标注）重物	第100页
11. 半跪姿屈髋肌拉伸		每侧重复2次，每次保持60秒	第111页
12. 训练带腘绳肌拉伸		每侧重复2次，每次保持60秒	第113页
13. 仰卧梨状肌拉伸或坐姿梨状肌拉伸		每侧重复2次，每次保持60秒	第118页或第119页

表 11.6   第 6 月的训练

1.完全平板支撑		重复30次，每次保持3秒	第82页
2.侧身平板支撑		每侧重复2次，每次保持30秒 对于脊柱融合术，如果没有足够的力量进行完整版的训练，可以屈膝进行训练	第83页
3.稳定球鸟狗式		每侧进行2组训练，每组重复8次，每次保持2秒，保持后倾姿势	第91页
4.W字形骨盆下压		进行2组训练，每组重复5次，每次保持5秒	第73页
5.T字形骨盆下压		进行2组训练，每组重复5次，每次保持5秒	第74页
6.弹力带走步		每侧2组训练，每组重复10次（向一侧跨出2步）	第95页
7.弹力带画圈		每侧在两个方向各进行2组训练，每组重复10次	第94页
8.站起坐下（单腿）		每侧2组训练，每组重复15次 如果单腿进行训练太困难，则继续用双腿进行训练	第99页

（续）

表11.6 第6月的训练（续）

9.台阶训练		每侧2组训练，每组重复30次，可以一手持5～10磅重物	第100页
10.弹力带单臂划船		每侧2组训练，每组重复15次	第96页
11.弹力带单臂推举		每侧2组训练，每组重复15次	第97页
12.半跪姿屈髋肌拉伸		每侧重复2次，每次保持60秒	第111页
13.训练带腘绳肌拉伸		每侧重复2次，每次保持60秒	第113页
14.仰卧梨状肌拉伸或坐姿梨状肌拉伸		每侧重复2次，每次保持60秒	第118页或第119页

继续训练

在第6月结束的时候，你应该在训练计划中包含更多的一般适能训练。也就是说，你仍然需要注意保持整个核心的稳定。请记住，虽然脊柱融合术会使脊柱非常稳定，但如果活动范围太大，融合处上方和下方的脊柱关节会比之前更容易受伤。你进行训练的时候请牢记这一点，避免剧烈运动，在进行瑜伽或伸展运动等活动时也需小心谨慎。教练通常都较为专业，但他们可能会在不经意间要求你进行超出脊柱承受能力的运动。如果你不希望再损伤其他椎间盘，那么在对待脊柱屈曲、伸展和侧屈（尤其是旋转）时需小心谨慎。请记住，如果你的腰椎不希望旋转，请不要强迫它旋转，这肯定会造成额外的伤害。

　　如果想要回健身房进行训练，建议你采用一些固定器械，尤其是在你需要后倾的时候。大多数固定器械都会让你采用坐姿，这会促进后倾姿势，因此一般来说，采用固定器械进行训练会更安全一些。器械还会使你处于更固定的运动轨迹，这样能够消除一些自由重量训练的固有不稳定性。就像任何负重训练一样，你需要对自己的能力和目标保持现实的态度。随着你对负重训练的适应程度越来越高，你可以自由地选择重量，最终它们会让你使用更多的关节来稳定重量，从而给你带来更多的收益。

　　我也意识到，并非每个人都属于健身房。在这种情况下，你可以无限期地延续第4月和第5月的训练。但请记住，身体已经习惯了它经常做的事情，如果你不做任何改变，身体可能会随着时间的流逝而停滞和衰弱。你可以增加重复次数、训练组数、保持时间，让训练变得生动一些。为了挑战你的身体，我建议采用以下方法。

　　第7月和第11月做第3月的训练；

　　第8月和第12月做第4月的训练；

　　第9月做第5月的训练；

　　第10月做第6月的训练。

　　这是使你的身体保持正常运转的好方法，可以让你的身体不断进步，而不是停滞不前。改变训练的重复次数、组数和持续时间是可行的，但改变训练项目是让你对训练保持新鲜感的更好方法。你可以将在本章学到的训练作为基础和起点，这些训练可以帮助你增强稳定性和核心力量，并帮助你减轻腰痛，使你的身体更强壮、更灵活、更能抵抗伤害。

　　如果你在制订训练计划时需要更多的帮助，强烈建议你聘请一位私人教练，请他为你设计一个你可以遵循的计划。你需要确保其有与脊柱融合患者一起合作的经验。强烈建议与具有普拉提背景的人一起工作。普拉提是保持核心力量和身体强健的一种好方法。

参考文献

第1章

1. D. Hoy et al., "The Global Burden of Low Back Pain: Estimates From the Global Burden of Disease 2010 Study," *Annals of the Rheumatic Diseases* 73, no. 6 (June 2014): 968-74.

2. "The Hidden Impact of Musculoskeletal Disorders on Americans," United State Bone and Joint Initiative, 2018.

3. D.I. Rubin, "Epidemiology and Risk Factors for Spine Pain," Neurologic Clinics 25, no.2 (May 2007): 353-71.

4. Agency for Health Care Policy and Research, "Project Briefs: Back Pain Patient Outcomes Assessment Team (BOAT)," *MEDTEP Update* 1, no. 1.

5. A. Thorstensson and H. Carlson, "Fibre Types in Human Lumbar Back Muscles," *Acta Physiologica Scandinavica* 131, no. 2 (Oct. 1987): 195-202.

6. B. Goff, "The Application of Recent Advances in Neurophysiology to Miss M. Rood's Concept of Neuromuscular Facilitation," *Physiotherapy* 58, no. 2 (Dec. 1972): 409-15.

7. V. Janda, "Pain in the Locomotor System-A Broad Approach," In *Aspects of Manipulative Therapy*, eds. E. F. Glasgow et al. (New York: Churchill Livingstone, 1985), 148-51.

8. S. A. Sahrmann, *Diagnosis and Treatment of Movement Impairment Syndromes* (Maryland Heights, MO: Mosby, 2002).

第2章

1. P. Page, C. Frank, and R. Lardner, *Assessment and Treatment of Muscular Imbalance* (Illinois:Human Kinetics, 2010), 49-50, 56-58.

2. "American Heart Association Recommendations for Physical Activity in Adults and Kids," American Heart Association.

3. C. Lundby and R.A. Jacobs, "Adaptations of Skeletal Muscle Mitochondria to Exercise Training," *Experimental Physiology* 101, no. 1 (2016): 17-22.

4. V. Janda, "Pain in the Locomotor System-A Broad Approach," In *Aspects of Manipulative Therapy*, eds. E.F. Glasgow et al. (New York: Churchill Livingstone, 1985): 148-51.

5. Y.B. Sung, J.H. Lee, and Y.H. Park, "Effects of Thoracic Mobilization and Manipulation on Function and Mental State in Chronic Lower Back Pain," *Journal of Physical Therapy Science* 26, no. 11 (Nov. 2014): 1711-14.

第3章

1. "Back Health and Posture," Cleveland Clinic.
2. A.D. Vigotsky, G.J. Lehman et al., "The Modified Thomas Test Is Not a Valid Measure of Hip Extension Unless Pelvic Tilt Is Controlled," *PeerJ* 4 (2016): e2325.
3. V. Akuthota and S.F. Nadler, "Core Strengthening," Archives of Physical Medicine and Rehabilitation 85, no. 3 (Mar. 2004): S86-S92.

第7章

1. Federico Balagué et al., "Non-specific low back pain," *The Lancet* 379, no. 9814 (Feb.2012): 482-91.
2. H.S. Picavet, J.N. Struijs, and G.P. Westert, "Utilization of Health Resources Due to Low Back Pain: Survey and Registered Data Compared," *Spine* (Phila Pa 1976) 33 (2008):436-44.
3. L.J. Jeffries, S.F. Milanese, and K.A. Grimmer-Somers, "Epidemiology of Adolescent Spinal Pain: A Systematic Overview of the Research Literature," *Spine* (Phila Pa 1976) 32 (2007): 2630-7.
4. R. Shiri et al., "The Association Between Obesity and Low Back Pain: A Meta-analysis," *American Journal of Epidemiology* 171 (2010): 135-54.
5. R. Shiri et al., "The Association Between Smoking and Low Back Pain: A Meta-analysis," *American Journal of Medicine* 123 (2010): 87 e7-35.
6. H. Heneweer, L. Vanhees, and H.S. Picavet, "Physical Activity and Low Back Pain: AU-Shaped Relation?" *Pain* 143 (2009): 21-5.
7. M. van Tulder, et al., "Chapter 3. European Guidelines for the Management of Acute Nonspecific Low Back Pain in Primary Care," *European Spine Journal* 15, suppl 2 (2006): S169-91.
8. M. Krismer, and M. van Tulder, "Strategies for Prevention and Management of Musculoskeletal Conditions. Low Back Pain (Non-specific)," *Best Practice & Research: Clinical Rheumatology* 21 (2007): 77-91.

第8章

1. F. Postacchini, and G. Cinotti, "Etiopathogenesis," in Lumbar Disc Herniation, ed. F.Postacchini (New York: Spring-Verlag, 1999): 151-64.
2. M. Heliovaara, Epidemiology of Sciatica and Herniated Lumbar Intervertebral Disc (Helsinki, Finland: The Social Insurance Institution, 1988).
3. S. Friberg and C. Hirsch, "Anatomical and Clinical Studies on Lumbar Disc Degeneration," *Acta Orthopaedica Scandinavica* 19 (1949): 222-42.
4. Jo Jordan, Kika Konstantinou, and John O' Dowd, "Herniated Lumbar Disc," *BMJ Clinical Evidence* (2009): 1118.
5. M.C. Jensen et al., "Magnetic Resonance Imaging of the Lumbar Spine in People Without Back Pain," *New England Journal of Medicine* 331 (1994): 69-73
6. R.A. Deyo and J.N. Weinstein, "Low Back Pain," *New England Journal of Medicine* 344 (2001): 365-70.
7. L.A.C. Machado et al., "The McKenzie Method for Low Back Pain: A Systematic Review of the Literature With a Meta-Analysis Approach," *Spine* (Phila Pa 1776) 31, no.9 (2006): E254-E262 (A1).
8. F.I. Namnaqani et al., "The Effectiveness of McKenzie Method Compared to Manual Therapy for Treating Chronic Low Back Pain: A Systematic Review," *Journal of Musculoskeletal and Neuronal Interactions* 19, no. 4 (Dec. 2019): 492-9.

第9章

1. J. Fitzgerald and P.H. Newman, "Degenerative Spondylolisthesis," *Journal of Bone and Joint Surgery*. British Volume 58 (1976): 184-92.
2. M.L.P Ver , J.R. Dimar, and L.Y. Carreon, "Traumatic Lumbar Spondylolisthesis: A Systematic Review and Case Series," *Global Spine Journal* 9, no. 7 (Oct. 2019): 767-82.
3. "Spondylolisthesis," Cleveland Clinic.
4. N. Evans and M. McCarthy, "Management of Symptomatic Degenerative Low-Grade Lumbar Spondylolisthesis," *EFORT Open Reviews* 3, no. 12 (Dec. 2018): 620-31.
5. S. Jacobsen et al., "Degenerative Lumbar Spondylolisthesis: An Epidemiological Perspective: The Copenhagen Osteoarthritis Study," *Spine* 32 (2007): 120-25.
6. S. Matsunaga et al., "Natural History of Degenerative Spondylolisthesis: Pathogenesis and Natural Course of the Slippage," *Spine* 15 (1990): 1204-10.

第10章

1. Y.R. Rampersaud et al., "Assessment of Health-Related Quality of Life After Surgical Treatment of Focal Symptomatic Spinal Stenosis Compared with Osteoarthritis of the Hip or Knee," *Spine* 8, no. 2 (Mar.-Apr. 2008): 296-304.
2. M.A. Ciol et al., "An Assessment of Surgery for Spinal Stenosis: Time Trends, Geographic Variations, Complications, and Reoperations," *Journal of the American Geriatrics Society* 44, no 3 (Mar. 1996): 285-90.
3. R.A. Deyo et al., "United States Trends in Lumbar Fusion Surgery for Degenerative Conditions," *Spine* 30, no. 12 (Jun 2005): 1441-5. discussion 6-7.
4. S.W. Wiesel et al., "A Study of Computer-Assisted Tomography. I. The Incidence of Positive CAT Scans in an Asymptomatic Group of Patients," *Spine* 9 (1984): 549-51.
5. S.F. Ciricillo and P.R. Weinstein, "Lumbar Spinal Stenosis," *Western Journal of Medicine* 158, no. 2 (Feb. 1993):171-7.
6. S. Genevay and S.J. Atlas, "Lumbar Spinal Stenosis," *Best Practice and Research: Clinical Rheumatology* 24, no. 2 (2010): 253-65.
7. T. Amundsen et al., "Lumbar Spinal Stenosis. Clinical and Radiologic Features," *Spine* 20, no. 10 (May 1995): 1178-86.
8. L.G. Jenis and H.S. An, "Spine Update. Lumbar Foraminal Stenosis," *Spine* 25, no. 3 (2000): 389-94.
9. A. Raja et al., "Spinal Stenosis," [Updated 2019 Jul 13]. In StatPearls [Internet]. Treasure Island (FL): StatPearls Publishing; Jan. 2019.
10. D. Mazanec, V. Podichetty, and A. Hisa, "Lumbar Stenosis: Start with Nonsurgical Therapy," *Cleveland Clinic Journal of Medicine* 96 (2002).

第11章

1. S. Omoigui, "The Biochemical Origin of Pain: The Origin of All Pain is Inflammation and the Inflammatory Response. Part 2 of 3 - Inflammatory Profile of Pain Syndromes," *Medical Hypotheses* 69, no. 6 (2007): 1169-78.
2. C. Centeno et al., "Treatment of Lumbar Degenerative Disc Disease-Associated Radicular Pain with Culture-Expanded Autologous Mesenchymal Stem Cells: A Pilot Study on Safety and Efficacy," *Journal of Translational Medicine* 15, no. 1 (Sept. 2017): 197.
3. "Cauda Equina Syndrome," American Association of Neurological Surgeons.
4. J. N. Weinstein et al., "Surgical vs Nonoperative Treatment for Lumbar Disk Herniation:The

Spine Patient Outcomes Research Trial (SPORT) Observational Cohort." *Journal of the American Medical Association* 296, no. 20 (2006): 2451-59.

5. W. Jiang et al., "Feasibility and Efficacy of Percutaneous Lateral Lumbar Discectomy in the Treatment of Patients with Lumbar Disc Herniation: A Preliminary Experience," *Biomed Research International* (Jan. 2015): 378612.

6. S. Rajaee et al., "A Careful Analysis of Trends in Spinal Fusion in the United States from 1998 to 2008," Poster presented at Orthopaedic Research Society annual meeting, Long Beach, CA, Jan. 2011.

7. Elizabeth E. Rutherford et al., "Lumbar Spine Fusion and Stabilization: Hardware, Techniques, and Imaging Appearances," *RadioGraphics* 27, no. 6 (Nov. 2007).

8. F.J. Vera-Garcia et al., "Effects of Different Levels of Torso Coactivation on Trunk Muscular and Kinematic Responses to Posteriorly Applied Sudden Loads," *Clinical Biomechanics* 21 (2006): 443-55.

9. F.J. Vera-Garcia et al., "Effects of Abdominal Stabilization Maneuvers on the Control of Spine Motion and Stability Against Sudden Trunk Perturbations," *Journal of Electromyography and Kinesiology* 17 (2007): 556-67.

10. M. Monfort-Panego et al., "Electromyographic Studies in Abdominal Exercises: A Literature Synthesis," *Journal of Manipulative and Physiological Therapeutics* 32 (2009), 232-44.

11. Sumiaki Maeo et al., "Trunk Muscle Activities During Abdominal Bracing: Comparison Among Muscles and Exercises," *Journal of Sports Science and Medicine* 12, no. 3 (2013):467-74.

12. H.W. Koh, S.H. Cho, and C.Y. Kim, "Comparison of the Effects of Hollowing and Bracing Exercises on Cross-sectional Areas of Abdominal Muscles in Middle-aged Women," *Journal of Physical Therapy Science* 26, no. 2 (2014): 295-99.

13. Add this as reference #13: G.J. Dohrmann and N. Mansour, "Long-Term Results of Various Operations for Lumber Disc Herniation: Analysis of Over 39,000 Patients," *Med Princ Pract* 24 (2015): 285-90.

作者简介

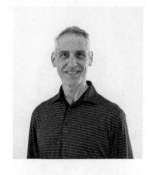

布赖恩·里奇（Brian Richey）是一名私人教练，也是医学运动和纠正训练领域的行业领导者。他通过训练来管理客户的医疗健康状况的独特方法，已经帮助成千上万的人更好地运动、站得更挺拔且无疼痛地训练。

布赖恩在夏威夷大学获得了运动生理和运动科学学士学位。他获得了美国健康、健身和康复专业学会的多项认证，他是医学运动项目主任、医学运动专家和康复后体能专家，他还是身体平衡方面的教育家和专业讲师。

布赖恩通过线下和线上的讲座和研讨会，将他在医学运动、纠正训练以及综合运动方面的知识传授给大众。他居住在美国华盛顿特区，拥有并经营着Fit 4 Life DC场馆。

译者简介

李鹏

脊骨神经医学博士；拥有美国脊骨神经医学四肢关节治疗专家资质，国际脊骨神经运动医学专家资质；现任美国生命大学（Life University, USA）国际项目部中国区执行主任，美国生命大学博士生临床导师，中国香港运动脊骨神经医生委员会理事兼秘书长，北京体育大学体能训练学院外聘教授，西南大学运动康复研究所特聘专家。

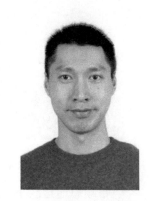

拥有清华大学博士后经历，目前服务于中国奥委会，为多支国家运动队提供脊骨神经运动医学保障服务，服务保障的队伍包括女子排球队、女子篮球队、游泳队、体操队、举重队、跳水队、花游队、蹦床队、羽毛球队、田径队、赛艇队、皮划艇队、乒乓球队、射击队、射箭队、自行车队，以及冬季短道队及花滑队等。

王艺璇

安徽医科大学硕士，安徽医科大学第一附属医院执业注册护士；主要研究方向为疾病预防、康复行为训练和健康促进；以第一作者在 *Journal of Nursing Management*、《中华护理杂志》《护理学杂志》《现代预防医学》等期刊发表论文6篇；发明实用新型专利1项；曾在"第二十一届全国心理学学术会议"及"2017中国—东盟（南宁）国际护理论坛"上进行学术交流；获"2020年安徽医科大学第一附属医院临床护理十大价值案例"奖。

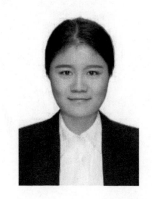